Homöopathie
für Schwangere, Stillende und Kinder

Daniela Haverland

300 Karteikarten

Karteikarten für die Beratung und zum Lernen

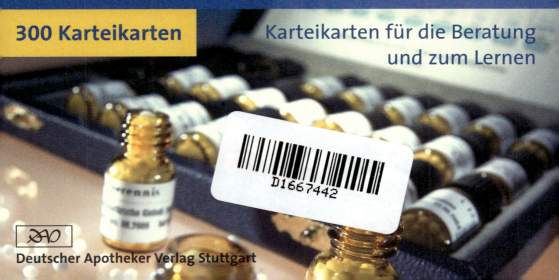

DAV
Deutscher Apotheker Verlag Stuttgart

Daniela Haverland
Twiete 10c
22885 Barsbüttel

Die in diesem Werk aufgeführten Angaben zur Medikation wurden sorgfältig geprüft.
Dennoch können Herausgeber, Autoren und Verlag keine Gewähr für die Richtigkeit der Angaben
übernehmen.

Bibliographische Information der Deutschen Nationalbibliothek
Die Deutsche Nationalbibliothek verzeichnet diese Publikation in der Deutschen Nationalbibliographie; detaillierte bibliographische Daten sind im Internet unter http://dnb.d-nb.de abrufbar.

ISBN 978-3-7692-4430-4

Jede Verwertung des Werkes außerhalb der Grenzen des Urheberrechtsgesetzes ist unzulässig
und strafbar. Das gilt insbesondere für Übersetzungen, Nachdrucke, Mikroverfilmungen
oder vergleichbare Verfahren sowie für die Speicherung in Datenverarbeitungsanlagen.

© 2007 Deutscher Apotheker Verlag Stuttgart
Birkenwaldstr. 44, 70191 Stuttgart · www.deutscher-apotheker-verlag.de

Printed in Germany
Satz: Satz & mehr, 74354 Besigheim, Foto: Mauritius, Mittenwald
Druck: Hofmann, 73614 Schorndorf

Inhalt

Teil II Homöopathie bei Erkrankungen in Schwangerschaft und Stillzeit

1. Abstillen 211
2. Allergische Reaktionen der Haut 213
3. Allergischer Schnupfen/Heuschnupfen 225
4. Aphthen 239
5. Blähungen 245
6. Blasenbeschwerden.......... 255
7. Brustdrüsenentzündung...... 269
8. Brustwarzen, wunde.......... 279
9. Erbrechen/Übelkeit – schwangerschaftsbedingt...... 287
10. Erschöpfung in der Stillzeit..... 299
11. Geburtsvorbereitung 307
12. Grippaler Infekt.............. 309
13. Haarausfall in der Stillzeit...... 323
14. Hämorrhoiden 331
15. Halsschmerzen 339
16. Husten 351
17. Hypotonie................... 363
18. Kopfschmerzen 371
19. Krämpfe 383
20. Krampfadern 391
21. Lippenherpes................ 403
22. Magenverstimmung mit Durchfall/Erbrechen 411
23. Milchmangel................. 419
24. Milchüberschuss/Milchstau 431
25. Nachwehen 439
26. Ödeme 449
27. Postnatale seelische Beschwerden 451
28. Rückenschmerzen/Gelenkschmerzen 463
29. Schlafstörungen 469
30. Schnupfen 481
31. Schwangerschaftsstreifen 495
32. Sodbrennen 497
33. Stimmungsveränderung in der Schwangerschaft 507
34. Verstopfung 515
35. Wundheilung im Wochenbett ... 527
36. Zahnfleischentzündung 539
37. Zahnschmerzen 549

Literatur 559

Inhalt

Vorwort V
Handhabung des Kartensystems . . . VII
    Die Fragekarten IX
    Arzneiauswahl –
    Entscheidungshilfen XI
    Die Arzneikarten. XIII
    Dosierung. XV
    Dauer der Anwendung XVII
    Abgabehinweise. XIX
    Dokumentation von Beratungs-
    gesprächen XXI
Hausapotheke für Kinder XXVII
Hinweis zu Schüßler Salzen. XXIX
Übersicht zu den empfohlenen
Arzneien und Potenzen XXXI

Indikationsübersicht

Teil I   Homöopathie bei akuten
           Erkankungen von Kindern

1 Durchfall. 3
2 Grippaler Infekt mit Fieber 13
3 Halsschmerzen 23
4 Husten 31
5 Insektenstiche 55
6 Kehlkopfentzündung/
    Stimmverlust 63
7 Koliken. 73
8 Nasenbluten. 81
9 Nasennebenhöhlenentzündung . . 89
10 Ohrenschmerzen/Mittelohr-
     entzündung 97
11 Operationen 111
12 Pseudokrupp 121
13 Reiseübelkeit 123
14 Schnupfen/Heuschnupfen 131
15 Übelkeit/Erbrechen 147
16 Verbrennung/Sonnenbrand/
     Sonnenstich 157
17 Verletzungen, akute 165
18 Verstopfung 177
19 Wunden, eiternde 187
20 Zahnungsbeschwerden, akute . . . 193
21 Zahnen, verspätetes 203

Vorwort

Die Homöopathie hat in den letzten Jahren in der Offizin immer mehr an Bedeutung gewonnen. Der Beratungsbedarf wird immer größer, viele Patienten suchen Rat zu alternativen Behandlungsmöglichkeiten.

Die Abgabe homöopathischer Mittel in der Apotheke ist beratungsintensiv, aber nicht so kompliziert und unübersichtlich, wie es vielleicht zunächst den Anschein hat. Als Hilfsmittel dafür wurde dieses Karteikartensystem entwickelt. Es dient dazu, auf einfache und zeitsparende Weise eine fundierte Beratung in der Selbstmedikation mit Homöopathika durchzuführen. Der vorliegende Teil umfasst zunächst die Behandlung akuter Erkrankungen und Beschwerden bei Schwangeren, Stillenden und Kindern.

Zusätzlich können die Karteikarten als Lernsystem verwendet werden. Sowohl das gegenseitige Abfragen im Apothekenteam als auch die Erarbeitung der einzelnen Mittel im Selbststudium helfen dabei, die Arzneien zu verinnerlichen und in der Beratung schnell das geeignete Mittel zu finden. Beratungskompetenz und Akzeptanz bei den Patienten werden dadurch kontinuierlich gestärkt.

Ich wünsche allen, die mit den Karteikarten beraten und lernen, viel Erfolg und Freude mit der Homöopathie. Für alle, die Lust bekommen haben, sich noch umfassender mit der Lehre von Hahnemann zu beschäftigen, verweise ich auf das Literaturverzeichnis.

Vorwort

Besonders danken möchte ich Frau Luise Baumann, Frau Birgit Bohn und Frau Wiebke Brose für ihre konstruktiven Vorschläge und hilfreichen Korrekturen bei der Fertigstellung der Karteikarten.
Weiterhin möchte ich Frau Marion Schmidt vom Deutschen Apotheker Verlag danken, die immer fest an die Verwirklichung der Idee geglaubt und sich dafür sehr eingesetzt hat.

Willinghusen, im Sommer 2007   Daniela Haverland

VII Handhabung des Kartensystems

In diesem Karteikasten findet man – alphabetisch nach Indikationen geordnet – Empfehlungen für die häufigsten Erkrankungen bei Kindern (Symbol K) und Beschwerden in der Schwangerschaft und Stillzeit (Symbol S).

Die Indikationen beginnen mit einer speziellen **Fragekarte**, mit deren Hilfe die für die Beschwerden des Patienten geeignetsten Arzneien ermittelt werden (siehe unter „Die Fragekarten"). Diese Mittel werden auf den nachfolgenden, alphabetisch sortierten **Arzneikarten** genau charakterisiert. Dosierung und Anwendung werden erläutert und weiterführende Praxistipps gegeben (siehe unter „Die Arzneikarten"). Auf diese Weise wird das gesamte Beratungsgespräch in der Apotheke unterstützt und begleitet.

Die Karteikarten für Kinder sind beschränkt auf *akute* Erkrankungen und Beschwerden, bei denen in der Offizin eine Beratung und Arzneiauswahl möglich ist. Indikationen, die eine umfassendere und längere Beratung benötigen, wie z.B. Neurodermitis, Kopfschmerzen oder Schlafprobleme sind daher in diesem Teil der Kartei noch nicht enthalten.

Im Kapitel Schwangerschaft und Stillzeit sind neben den speziellen Indikationen, wie z.B. schwangerschaftsbedingtes Erbrechen, auch allgemeine, banale Erkrankungen gelistet, um Schwangeren und Stillenden mit homöopathischen Arzneien eine nebenwirkungsarme Alternative zur Schulmedizin anbieten zu können.

Handhabung des Kartensystems

Besonders bei chronischen Beschwerden sollten die Patienten an einen homöopathischen Therapeuten verwiesen werden. Bei den hier beschriebenen Indikationen und Arzneien ist eine Beratung bei akuten Beschwerden, immer verbunden mit den wichtigsten Abgabe- und Einnahmehinweisen, jedoch gut möglich.

Es kann vorkommen, dass im Beipackzettel mancher Homöopathika (aus rechtlichen Gründen) die Anwendung in Schwangerschaft und Stillzeit nur nach Rücksprache mit dem Arzt empfohlen wird. Für die in der Kartei angegebenen Mittel und Potenzen liegen in jedem Fall umfangreiche Erfahrungen zum sicheren und unbedenklichen Gebrauch bei Schwangeren und Stillenden vor.

Selbstverständlich muss immer, auch wenn nicht ausdrücklich auf der Fragekarte vermerkt, abgeklärt werden, ob eine Selbstmedikation überhaupt möglich ist. Unterstützend zur ärztlichen Therapie und im akuten Fall zur Überbrückung bis zum Arzttermin können die passenden homöopathischen Mittel immer empfohlen werden.

IX Die Fragekarten

Den Indikationen ist eine spezielle Fragekarte vorangestellt. Sie soll den Beratenden in der Offizin durch den wichtigen ersten Teil des Gesprächs mit dem Patienten führen.

Mit gezielten Fragen – erstellt auf Basis der Leitsymptome und Modalitäten der homöopathischen Mittel – werden die genauen Beschwerden und Umstände der Erkrankung/Befindlichkeitsstörung erfragt. Die Antworten des Patienten führen im Ausschlussverfahren zur passenden Arznei (im Falle mehrerer geeigneter Mittel siehe „Arzneiauswahl – Entscheidungshilfen").

Kann der Patient auf eine Frage keine Antwort geben, so ist es ratsam, die Antwortmöglichkeiten der Karte als Hilfestellung vorzugeben, um bisher evtl. noch nicht bewusst wahrgenommene Besonderheiten zu erfassen. Um ein exaktes Beschwerdebild des Patienten zu erhalten, sollten alle auf der Karte vorgegebenen Fragen gestellt werden.

Die Fragekarten

Die allgemeine Anamnese in der Beratung mithilfe der Fragekarten sieht folgendermaßen aus:

1. *Gibt es eine Ursache für die Erkrankung?*
   Seit wann besteht die Erkrankung und kann der Patient einen Zusammenhang mit irgendwelchen Umständen feststellen?

2. *Wie beschreibt der Patient seine körperlichen Symptome?*
   Was kann er zum Ort der Beschwerden, zur Art des Schmerzes, zu allen Krankheitssymptomen erzählen?

3. *Was verbessert bzw. verschlechtert seine Symptome?*
   Was macht der Patient, damit es ihm besser geht?
   Was meidet er, weil er genau merkt, es bekommt ihm nicht?

4. *Gibt es eine seelische Veränderung seit Bestehen der Krankheit?*
   Kann der Patient uns seine emotionalen Empfindungen schildern? Wie geht es ihm, wie fühlt er sich?

XI Arzneiauswahl – Entscheidungshilfen

Wenn 2–3 Arzneien in der engeren Wahl stehen, so nutzt man die einzelnen Arzneikarten, um gezielte Fragen zu den *charakteristischsten Leitsymptomen und Modalitäten* der einzelnen Arzneien zu stellen und so das geeignetste Mittel abzugrenzen.

Beachten Sie bitte, dass Sie, um eine Arznei passend für einen Patienten zu wählen, nie alle Merkmale vollständig vorliegen haben müssen. Es genügt, wenn 3–5 Übereinstimmungen vorhanden sind.

Was ist zu tun, wenn die Arzneiwahl dann immer noch nicht eindeutig ist?

1. Man entscheidet nach den **Hauptsymptomen**
   Diese werden in den praktischen Tipps auf der Rückseite der Arzneikarten oft noch einmal deutlich hervorgehoben. Wenn ein Patient wortwörtlich Symptome der Arzneikarten wiedergibt, die für ihn im Moment am schlimmsten sind, so ist dies oft eine wichtige Entscheidungshilfe, da diese Symptome mehr gewichtet werden als andere.
2. Man entscheidet nach dem **momentanen Akut-Zustand**
   Bsp.: Eine Patientin mit Indikation Lippenherpes berichtet, dass der Herpes sowohl nach einem Infekt und körperlicher Überanstrengung **(Rhus toxicodendron)** als auch nach Aufenthalt in der Sonne **(Natrium chloratum)** auftritt. Hier hinterfragt man den aktuellen Zustand und gelangt so zur passenden Arznei. Je nach Auslöser benötigt die Patientin also ein anderes Mittel.

Arzneiauswahl – Entscheidungshilfen

3. Mittel der **1. Wahl**/Mittel der **2. Wahl**
   Bsp.: Der Husten ist nicht eindeutig einem Mittel zuzuordnen.
   Auf der Karteikarte „Dosierung" wird darauf eingegangen, welche Zeit vergehen darf, bis eine Besserung eintreten sollte. Wenn nach Einnahme des 1. Mittels kein Behandlungserfolg zu verzeichnen ist, kann nun das Mittel der 2. Wahl angewandt werden.
4. **Kombination** zweier Mittel
   Wenn man sich nicht zwischen zwei Mitteln entscheiden kann, ist im Ausnahmefall auch eine Kombination mit abwechselnder Gabe (nach akutem Zustand, siehe unter „Dosierung") möglich.

XIII Die Arzneikarten

Die Arzneikarten dienen als Grundlage für den zweiten Teil des Beratungsgesprächs. Anhand von Leitsymptomen und Modalitäten wird das gewählte homöopathische Mittel bestätigt oder, bei Bedarf, die weitere Konkretisierung der Auswahl vorgenommen.

Aufbau der Arzneikarten:

Arzneiname   Lateinisch   Deutsch

Leitsymptome:
Es sind die Symptome genannt, die charakteristisch für die einzelnen Arzneien sind.

Folge von:
Die Ursache oder der Beginn einer Erkrankung werden genannt. Wenn der Patient etwas dazu erzählen kann, ist dies ein ganz wichtiger Hinweis für die Wahl der Arznei.

Schlimmer:
Die Modalitäten der Verschlimmerung werden aufgeführt. Was bekommt dem Patienten nicht? Wann werden seine Beschwerden schlimmer?

Besser:
Die Modalitäten der Besserung sind beschrieben. Was unternimmt der Patient, damit es ihm besser geht? Unter welchen Umständen erfährt er eine Besserung?

Die Arzneikarten

Geist-Gemüt-Symptome:
Hier wird, wenn möglich, auf die Seelenlage des Patienten eingegangen.
Wie fühlt er sich in seiner Erkrankung? Wie hat sich seine Stimmung verändert?

Dosierung:
Die empfohlene Dosierung und Potenz wird zu jeder einzelnen Indikation genannt. Ausführliche Erläuterungen zur Dosierung sowie Abgabehinweise sind auf den Karten „Dosierung" und „Abgabehinweise" zu finden.

Praktische Tipps für die Beratung in der Offizin:
Hier werden weiterführende Tipps aufgeführt, die z.B. Abgrenzungen zu einzelnen Arzneien ausführlicher erläutern, weitere Besonderheiten der Arzneien herausstellen oder Ähnliches.

Anmerkung: Modalitäten sind alle Umstände, die ein bestehendes Symptom verbessern bzw. verschlimmern.

XV Dosierung

Die Dosierung der homöopathischen Mittel orientiert sich daran, wie akut der Zustand der Erkrankung ist. Je akuter er ist, desto häufiger sind die Gaben und desto schneller sollte auch eine Besserung der Beschwerden eintreten.
Wenn bei der Arznei nicht anders angegeben, ist **D6** die gängige Potenz in der Selbstmedikation für den sehr akuten und akuten Zustand. Für den weniger akuten Zustand kann auch **D12** gewählt werden.

1. *Sehr akuter Zustand*
   Halbstündlich bis zur Besserung eine Gabe, falls erforderlich auch in kürzeren Abständen (alle 10 Minuten z.B. bei Sturz, Insektenstich, Verbrennung). Erfolgt nach ca. fünf Stunden keine deutliche Besserung:
   - Mittelwechsel, wenn verantwortbar oder
   - Arztbesuch (besonders bei Verschlimmerung)

2. *Akuter Zustand*
   Alle 1–2 Stunden eine Gabe bis zur Besserung, die nach ca. 12–24 Stunden eintreten soll. Erfolgt keine Besserung:
   - Mittelwechsel, wenn verantwortbar oder
   - Arztbesuch (besonders bei Verschlimmerung)

3. *Weniger akuter Zustand*
   2–3-mal täglich eine Gabe. Nach ca. 3 Wochen sollte eine Besserung eintreten. Nicht länger als 6 Wochen einnehmen.

Dosierung

Eine Gabe entspricht:

Säuglinge (0–1 Jahr)	1–2 Globuli
Kleinkinder (1–5 Jahre)	3 Globuli
Schulkinder und Erwachsene	5 Globuli; 5 Tropfen; 1 Tablette

Wichtige Hinweise:

- Es kann während einer homöopathischen Therapie zu einem **Symptomenwechsel** kommen (z.B. Fließschnupfen geht über in Stockschnupfen). Dann muss auch die Arznei gewechselt werden!
- Bei einer anfänglichen Verschlimmerung (**Erstverschlimmerung**) aller Symptome muss die Arznei zunächst abgesetzt werden. Nach ½–1 oder 2 Tagen (je nachdem, wie akut der Zustand ist) kann die Einnahme mit geringerer Potenz bzw. weniger häufigen Gaben fortgesetzt werden.

XVII Dauer der Anwendung

Bei den Dosierungsvorschlägen auf den einzelnen Karteikarten sind häufig die Hinweise „Bei Besserung die Abstände verlängern" oder „3-mal täglich eine Gabe bis zur Besserung" vermerkt.

Eine Besserung wird von jedem Patienten anders empfunden. Man kann daher in der Homöopathie keine präzise Anwendungsdauer festlegen.

Das Gleiche gilt für das Abklingen der Symptome. Die Arznei wurde aufgrund des Auftretens von Krankheitssymptomen gewählt. Häufig ist es nicht erforderlich, sie bis zum vollständigen Abklingen der Symptome zu geben, da durch homöopathische Gaben die Selbstheilungskräfte des Körpers angeregt werden.

Die Anwendungsdauer in der homöopathischen Therapie ist selbstregulierend: je besser es dem Patienten geht, umso seltener denkt er an die Anwendung der Arznei.

Dauer der Anwendung

Folgende Hinweise sind für die Beratung in der Offizin wichtig:

- Die Einnahme erfolgt solange, bis der Patient eine Besserung feststellt. Wann diese spätestens eintreten sollte, ist vom Akut-Zustand abhängig und wird auf der Karteikarte „Dosierung" beschrieben.
- Wenn eine Besserung eingetreten ist, der Patient aber mit dem Heilungsverlauf noch nicht zufrieden ist, wird die Einnahmehäufigkeit reduziert. Die Gabe erfolgt nur noch halb so häufig wie am Anfang.
- Arzneien generell nicht länger als 3–6 Wochen anwenden. Wenn sich die Beschwerden nicht bessern, ist eine neue Arzneiwahl bzw. der Gang zum homöopathischen Therapeuten oder Arzt erforderlich.

XIX Abgabehinweise

Folgende Punkte sollten bei der Abgabe von Homöpathika in jedem Fall mit dem Patienten besprochen werden:
- genaue Dosierung,
- Einnahme mit 15–30-minütigem Abstand zum Essen und Trinken (Ausnahme: sehr akute Dosierung),
- Arznei langsam im Mund zergehen lassen,
- Hinweis, wann eine Besserung eintreten sollte,
- Hinweis, was zu tun ist, wenn keine Besserung oder eine Verschlechterung eintritt.

Für Kinder hat es sich bewährt, eine Gabe der Arznei in einer Trinkflasche zu lösen und diese in die Schule oder den Kindergarten mitzugeben.

In der Regel spielen der Verzicht auf Tee und Kaffee, sowie die Vermeidung der Anwendung mentholhaltiger Produkte (z.B. Zahncreme) in der akuten Dosierung mit niedrigen Potenzen keine entscheidende Rolle. Es gilt:
- Kaffee- und Teegenuss auf das normale Maß zu reduzieren,
- 30 min Abstand zum Zähneputzen einzuhalten,
- auf **stark** mentholhaltige Produkte zu verzichten (z.B. Bonbons, Mundspülung, Einreibungen).

XXI Dokumentation von Beratungsgesprächen

Zur Unterstützung der homöopathischen Therapie und zur Kundenbindung werden auf den folgenden Karteikarten Kopiervorlagen angeboten, mit deren Hilfe das Beratungsgespräch dokumentiert werden kann. Auf der ersten Karte wird ein Vorschlag für eine ausführliche Dokumentation gemacht (Bsp. siehe dort Rückseite), die zweite Karte zeigt eine Kurzfassung mit den Angaben, die bei der Abgabe von Homöopathika in der Apotheke grundsätzlich immer genannt werden sollten. Kopien davon können dem Patienten auch ausgehändigt werden.
Dies erhöht die Sicherheit für den Kunden, die empfohlene Arznei bestimmungsgemäß anzuwenden und sich auch zu Hause noch an die Empfehlungen der Apotheke erinnern zu können. So kann bei einem erneuten Besuch des Kunden besser und schneller beraten werden.

XXIII Abgabedokumentation (ausführlich)

1. Beratung für Frau/Herr/Kind .... am: ....
2. Indikation ....
3. Symptome nach Wichtigkeit/Stärke geordnet – falls möglich
   a. ....
   b. ....
   c. ....
   d. ....
4. Sonstiges ....
   ....
5. Empfohlenes Mittel ....
6. Dosierung und Anwendungsdauer..
   ....
   ....
   ....
7. Rücksprache mit der Apotheke..
   ....

   Einnahme mit 15–30 min Abstand zum Essen und Trinken
   (nicht nötig bei der sehr akuten Dosierung in kurzen Abständen).
   Arznei langsam im Mund zergehen lassen.

Beispiel für ausführliche Abgabedokumentation

1. Beratung für Frau Martina Muster
2. Indikation Schwangerschaftsübelkeit
3. Symptome nach Wichtigkeit/Stärke geordnet – falls möglich
   a. Essensgerüche sind nicht zu ertragen
   b. Der Gedanke an Essen verursacht Übelkeit
   c. Abends ist es schlimmer
   d.
4. Sonstiges die Patientin friert sehr
5. Empfohlenes Mittel Colchicum
6. Dosierung und Anwendungsdauer im akuten Fall alle 15–30 min 5 Globuli lutschen, Besserung sollte nach ca. 2 Std. eintreten. Bei Besserung Abstände verlängern, nur noch 2-3-mal täglich, oder ganz weglassen. Bei erneuten Beschwerden Anwendung wiederholen
7. Rücksprache mit der Apotheke wenn keine Besserung eintritt
   Einnahme mit 15–30 min Abstand zum Essen und Trinken
   (nicht nötig bei der sehr akuten Dosierung in kurzen Abständen).
   Arznei langsam im Mund zergehen lassen.

XXV Abgabedokumentation (kurz)

1. Beratung für .... am: ....
2. Empfohlenes Mittel ....
3. Dosierung und Anwendungsdauer ....
   ....
   ....
   ....
   ....
4. Besonderheiten ....
5. Rücksprache mit der Apotheke ....
   ....

Einnahme mit 15–30 min Abstand zum Essen und Trinken
(nicht nötig bei der sehr akuten Dosierung in kurzen Abständen).
Arznei langsam im Mund zergehen lassen.

XXVII Hausapotheke für Kinder

Folgende Liste kann als Vorschlag für eine Standard-Hausapotheke für Kinder verwendet werden.
Weitere Arzneien sollen entsprechend dem Gesundheitszustand des Kindes (z.B. Heuschnupfen, Pseudokrupp), der im Beratungsgespräch in der Apotheke hinterfragt werden muss, ergänzt werden.

Aconitum D6 (C30)	Fieber, akuter Infekt, Ohrenschmerzen, Schlafstörung, Panik
Allium cepa D6	Schnupfen
Apis D6	Insektenstich, Halsschmerzen, Verbrennung
Arnica D6 (C30)	Sturz, Verletzung, Nasenbluten
Arsenicum album D12	Brechdurchfall, Schnupfen, Schlafstörungen
Belladonna D6	Fieber, akuter Infekt, Husten, Sonnenbrand, Ohrenschmerzen, Halsschmerzen, Zahnung
Bryonia D6	Husten
Calendula D6	Schürfwunden
Cantharis D6	Verbrennung

Hausapotheke für Kinder

Chamomilla D6	Zahnung, Koliken, Durchfall
Cocculus D6	Reiseübelkeit
Drosera D6	Husten
Dulcamara D6	Ohrenschmerzen
Euphrasia D6	Bindehautentzündung
Ferrum phosphoricum D12	Beginnende Infekte, Ohrenschmerzen, Nasenbluten, Husten
Hypericum D6	Nervenverletzungen
Ipecacuanha D6	Husten, Erbrechen
Nux vomica D6	Übelkeit, Erbrechen, Verstopfung
Okoubaka D3	Durchfall
Pulsatilla D6	Schnupfen, Übelkeit, Erbrechen, Husten, Zahnung
Sambucus D3	Schnupfen

XXIX Hinweis zu Schüßler Salzen

Die Lehren von Hahnemann und Schüßler sind in manchen Punkten eng miteinander verwoben, doch haben sie völlig unterschiedliche Ansatzpunkte bezüglich des Wirkprozesses.

Hahnemann möchte mit geringen Dosen die Selbstheilungskräfte anregen.
Schüßler sieht die Wirkung seiner Arzneien in einem Ausgleich des Mineralstoffmangels bzw. in einer Anregung des Mineralstoffwechsels.

Da es sich bei manchen Indikationen nicht um eine „Krankheit" im engeren Sinne handelt, sondern um eine konstitutionelle Bindegewebsschwäche, wird hier auf Schüßlers Lehre zurückgegriffen, um mit Gaben von feinstofflichen Mineralien diesen Mangel auszugleichen.

Bei folgenden Indikationen werden z.B. Schüßler-Salze empfohlen:
- Schwangerschaftsstreifen
- Hämorrhoiden
- Krampfadern
- Haarausfall in der Stillzeit

XXXI Übersicht zu den empfohlenen Arzneien und Potenzen

Acidum phosphoricum	D6	Carbo vegetabilis	D6
Aconitum	D6, D12, C30	Causticum	D6
Aesculus	D6	Chamomilla	D6
Agnus castus	D4	China	D6
Allium cepa	D6	Cimicifuga	D6, D12
Apis	D6, C30	Cinnabaris	D6
Arnica	D6, C30	Cocculus	D6
Arsenicum album	D12	Coffea	D6, D12, C30
Arundo	D6	Colchicum	D6
Belladonna	D6	Collinsonia	D6
Bellis	D6	Colocynthis	D6
Borax	D6	Cuprum	D12
Bryonia	D6	Drosera	D6
Calcium carbonicum	D12	Dulcamara	D6
Calcium phosphoricum	D12	Eupatorium	D6
Calendula	D6	Euphrasia	D6
Cantharis	D6	Ferrum phosphoricum	D12
Caulophyllum	D6	Galphimia glauca	D6, D12
Capsicum	D6	Gelsemium	D6

Übersicht zu den empfohlenen Arzneien und Potenzen

Hamamelis	D6	Opium	D12
Haplopappus	D3	Petroleum	D12
Hepar sulfuris	D4, D12	Phosphor	D12
Hypericum	D6	Phytolacca	D4, D6, D12
Ignatia	D6, D12	Pulsatilla	D6, D12
Ipecacuanha	D6	Rhus toxicodendron	D12
Iris	D6	Robinia	D6
Kalium bichromicum	D6	Rumex	D6
Kalium phosphoricum	D6	Sambucus	D3
Lac caninum	D6	Sarsaparilla	D6
Lachesis	D12	Sepia	D6, D12
Ledum	D6	Silicea	D12
Luffa	D4, D6, D12	Spongia	D6
Lycopodium	D6, D12	Staphisagria	D6, D12, C30
Magnesium phosphoricum	D12	Sticta	D6
Mercurius solubilis	D12	Tabacum	D6
Natrium chloratum	D6, D12	Urtica	D6
Nux vomica	D6	Veratrum album	D6
Okoubaka	D3	Viburnum	D4

Teil I Homöopathie bei akuten Erkankungen von Kindern

Fragekarte: Durchfall

Lang anhaltende schwere Durchfälle müssen v.a. bei Säuglingen und Kleinkindern fachlich abgeklärt sein. Deshalb lautet die erste Frage:

Wie lange besteht der Durchfall schon und wie oft am Tag hat das Kind Durchfall?
- bei Gefahr von bedenklichem Flüssigkeits- und Elektrolytverlust bitte zum Arzt verweisen.

Wenn eine homöopathische Selbstmedikation möglich ist:

1. Kann man eine Ursache feststellen?
- Antibiotikagabe .... Okoubaka
- verdorbene Nahrung .... Arsenicum album
- Unverträglichkeit von Nahrung .... Okoubaka, Arsenicum album
- Magen-Darm-Virus .... Arsenicum album, Veratrum album
- Zahnung .... Chamomilla

2. Ist auch Erbrechen dabei?
- ja .... Arsenicum album, Veratrum album

3. Wie ist das Durstverhalten?
- großer, gieriger Durst .... Veratrum album
- wenig, nur kleine Schlucke .... Arsenicum album

Haverland, Homöopathie 2007, S. 3

(Brech-)Durchfall

Arsenicum album Acidum arsenicosum   Weißes Arsenik

Leitsymptome:
- übelriechende, brennende Durchfälle
- brennende Magenschmerzen
- großer Durst, aber immer nur kleine Mengen
- kalt, zittrig, besorgt, erschöpft, schwach

Folge von:
- verdorbener Nahrung

Schlimmer:
- nachts (gegen Mitternacht)
- Alleinsein

Besser:
- Wärme

Haverland, Homöopathie 2007, S. 5

(Brech-)Durchfall

Geist-Gemüt-Symptome:
Arsenicum album zeigt hier vor allem die Besorgtheit um den Gesundheitszustand. Das Kind fühlt sich ganz elend, sucht die Nähe zu Mutter oder Vater, braucht Wärme und befürchtet, nie wieder gesund zu werden. Evtl. beschreibt es die Schmerzen als brennend.

Dosierung:
Im akuten Fall alle 15–30 min eine Gabe einer D12 Potenz lutschen lassen. Bei Besserung die Abstände verlängern, bis keine Symptome mehr da sind.

Praktische Tipps für die Beratung in der Offizin:
Arsenicum album ist das erste Mittel beim typischen Magen-Darm-Virus, der häufig die ganze Familie befällt und meist aus dem Kindergarten oder der Schule mit nach Hause gebracht wird. Wenn **Arsenicum album** nach ½ Tag keinerlei Besserung bringt → **Veratrum album**.

Durchfall

Chamomilla   Matricaria chamomilla   Kamille

Leitsymptome:
- Blähungskoliken mit übelriechendem grün-gelbem Durchfall
- Durchfall wie gehackter Spinat
- ungehaltene gereizte Stimmung

Folge von:
- Zahnung
- Ärger

Besser:
- Umhertragen

Durchfall

Geist-Gemüt-Symptome:
Die gereizte, ungehaltene Stimmung ist typisch. Nichts kann man dem Kind im Moment recht machen. Einzig durch Umhertragen und Schaukeln lässt sich das Kind beruhigen.

Dosierung:
Im akuten Fall alle 15–30 min eine Gabe einer D6 Potenz lutschen lassen. Bei Besserung die Abstände verlängern, bis keine Symptome mehr da sind.

Praktische Tipps für die Beratung in der Offizin:
Hier steht die Ursache im Mittelpunkt: Folge von Zahnung. Durchfall, der von einer Zahnung begleitet wird, kann meist mit **Chamomilla** wieder gestoppt werden.

Durchfall

Okoubaka — Okoubaka aubrevillei

Leitsymptome:
- unsymptomatische Durchfallerkrankungen
- Durchfall auf Fernreisen (auch prophylaktisch)
- Durchfall nach Antibiotikagabe
- Nahrungsmittelallergie
- plötzliche Unverträglichkeit von Nahrungsmittel

Folge von:
- Antibiotikagabe
- veränderten Essgewohnheiten
- Arzneimitteleinnahme

Durchfall

Dosierung:
Im akuten Fall alle 15–30 min eine Gabe einer D3 Potenz lutschen lassen.
Bei Besserung die Abstände verlängern, bis keine Symptome mehr da sind.

Praktische Tipps für die Beratung in der Offizin:
Prophylaktisch vor Antritt einer Fernreise kann man **Okoubaka** drei Tage vorher 3-mal täglich einnehmen. Die Einnahme sollte auch in der ersten Urlaubswoche weitergeführt werden. Falls dennoch Symptome auftreten, bitte akut dosieren.
Bei Antibiotikadurchfall 5-mal täglich D3 anwenden.
Wenn der Patient zu Durchfall bei Antibiotikagabe neigt, beginnend mit der ersten Antibiotikagabe 3-mal täglich eine Gabe D3 empfehlen.

Okoubaka ist eines der wenigen Mittel, die eine prophylaktische Anwendung zulassen.

(Brech-)Durchfall

Veratrum album   Helleborus albus   Weißer Nieswurz

Leitsymptome:
- schwallartiger Durchfall
- Erbrechen und Durchfall oft gleichzeitig
- eiskalter Körper, kalter Schweiß
- gieriger Durst auf große Mengen kalter Flüssigkeit, die wieder erbrochen wird
- krampfartige Bauchschmerzen
- blass, kalte Nase

Schlimmer:
- nachts
- Kälte

Besser:
- Wärme
- Liegen

Haverland, Homöopathie 2007, S. 11

(Brech-)Durchfall

Dosierung:
Im akuten Fall alle 15–30 min eine Gabe einer D6 Potenz lutschen lassen.
Bei Besserung die Abstände verlängern, bis keine Symptome mehr da sind.

Praktische Tipps für die Beratung in der Offizin:
Zur Abgrenzung von **Arsenicum album** dient u.a. das Trinkverhalten. Bei **Veratrum album** besteht großer Durst auf kalte Flüssigkeit, die in großen Mengen getrunken, anschließend aber wieder erbrochen wird. In den Modalitäten unterscheiden sich die beiden Mittel nur wenig. **Veratrum album** ist weiterhin gekennzeichnet durch Kreislaufschwäche und massive Erschöpfung verbunden mit dem Bedürfnis sich hinzulegen.

Fragekarte: Grippaler Infekt mit Fieber

1. Wie war der Beginn der Erkrankung?
- ▶ plötzlich, akut, heftig .... Aconitum, Belladonna
- ▶ langsamer Beginn .... Ferrum phosphoricum, Chamomilla

2. Gibt es eine Ursache der Erkrankung?
- ▶ Zahnung .... Chamomilla
- ▶ Aufenthalt in kaltem, trockenem Wetter .... Aconitum
- ▶ Aufenthalt in kaltem, feuchtem Wetter .... Belladonna

3. Wie ist das Durstverhalten?
- ▶ viel .... Aconitum, Chamomilla
- ▶ wenig .... Belladonna

4. Wie ist die Gemütslage des Kindes?
- ▶ reizbar, zornig .... Chamomilla
- ▶ will seine Ruhe haben .... Belladonna
- ▶ anhänglich, ängstlich .... Aconitum
- ▶ wenig auffallend, legt sich gerne mal hin .... Ferrum phosphoricum

Haverland, Homöopathie 2007, S. 13

Abgrenzung von Aconitum und Belladonna

Zur Unterscheidung der wichtigen Akutmittel bei grippalem Infekt dient die folgende Übersicht.

	Aconitum	Belladonna
Folge von (Ursache)	trockene Kälte	feuchte Kälte
Durstverhalten	großer Durst	kein Durst
Schweiß	kein Schweiß, trockene Hitze	dampfender Schweiß, feuchte Hitze
Geist-Gemüt	anhänglich, Ängstlichkeit	Delirium, Phantasieren
Sonstiges	Kopf im Liegen rot, beim Aufrichten blass	Kopf immer rot, kalte Hände und Füße, heißer Körperstamm

Grippaler Infekt mit Fieber

Aconitum   Aconitum napellus   Blauer Eisenhut

Leitsymptome:
- plötzliches hohes Fieber mit Unruhe/Angst
- trockene Hitze
- großer Durst
- Schüttelfrost mit Kältewellen

Folge von:
- trockener, kalter Witterung

Schlimmer:
- um Mitternacht

Besser:
- nach Schwitzen

Grippaler Infekt mit Fieber

Geist-Gemüt-Symptome:
Sehr deutlich ist hier die Ängstlichkeit und Anhänglichkeit des Kindes.
Es mag nicht alleine sein und klammert sich an Vater oder Mutter.

Dosierung:
Im akuten Fall (plötzliches Fieber mitten in der Nacht) alle 15–30 min eine Gabe einer D6 Potenz lutschen, bis das Fieber sinkt, das Kind wieder schläft bzw. auf dem Weg der Besserung ist.

Praktische Tipps für die Beratung in der Offizin:
Wenn das Kind anfängt zu schwitzen und das Fieber weiterhin behandlungsbedürftig ist, muss man zu **Belladonna** als Folgemittel wechseln.
Aconitum ist ein Mittel, um sehr akute Zustände zu behandeln. Daher ist es wichtig, für erste Anzeichen einer Erkältung dieses Mittel im Haus zu haben. Oft hat sich auch eine Gabe vor dem zu Bett gehen bewährt, wenn die Eltern das Gefühl haben, dass eine Erkältung im Anzug ist.

(Abgrenzung zu **Belladonna** s. Rückseite der Fragekarte)

Grippaler Infekt mit Fieber

Belladonna   Atropa belladonna   Tollkirsche

Leitsymptome:
- plötzliches hohes Fieber
- dampfende Schweiße
- heißer Körperstamm, kalte Extremitäten
- kein Durst

Folge von:
- feuchtkalter Witterung

Schlimmer:
- alle Sinneseindrücke (Lärm, Licht)
- flaches Liegen

Besser:
- Ruhe
- in halbaufrechter Lage (Kopfhochlage)

Haverland, Homöopathie 2007, S. 17

Grippaler Infekt mit Fieber

Geist-Gemüt-Symptome:
Belladonna-Kinder möchten eher ihre Ruhe haben. Sie wirken wie im Delirium, sie phantasieren und sind sehr benommen. Die Kinder schlafen unruhig und haben eventuell Fieberträume.

Dosierung:
Im akuten Fall alle 15–30 min eine Gabe D6 bis zur Besserung (Fieber sinkt, Kind schläft ruhiger).

Praktische Tipps für die Beratung in der Offizin:
Obwohl das Kind sehr schwitzt und einen trockenen Mund hat, möchte es dick zugedeckt bleiben und hat keinen Durst. Oft versucht man „löffelweise" Flüssigkeit in das Kind zu bekommen.
Belladonna ist ein wichtiges Mittel für die akute Soforthilfe zu Hause.

(Abgrenzung zu **Aconitum** s. Rückseite der Fragekarte)

Haverland, Homöopathie 2007, S. 18

Grippaler Infekt mit Fieber

Chamomilla   Matricaria chamomilla   Kamille

Leitsymptome:
- heißer, schweißiger Kopf mit und ohne Fieber
- eine Backe rot, die andere blass
- Durst

Folge von:
- Zahnen

Schlimmer:
- abends zwischen 21–24 Uhr
- allgemeine Wärme (Bettwärme)

Besser:
- durch Umhertragen

Haverland, Homöopathie 2007, S. 19

Grippaler Infekt mit Fieber

Geist-Gemüt-Symptome:
Chamomilla-Kinder sind in ihrer Erkrankung sehr zornig und ärgerlich. Nichts kann man ihnen Recht machen. Sie sind geprägt durch eine enorme Reizbarkeit und Schreianfälle. Nur Umhertragen und Schaukeln beruhigt das Kind.

Dosierung:
Im akuten Fall alle 15–30 min eine Gabe D6. Bei Besserung die Abstände verlängern: Nur noch stündlich bzw. 3–5-mal täglich.

Praktische Tipps für die Beratung in der Offizin:
Fieberhafte Erkrankung in Kombination mit Zahnung sprechen oft für **Chamomilla**. Wenn es sich eher um die ruhigen, anhänglichen, kuscheligen Kinder handelt, die beim Zahnen Fieber entwickeln, wäre **Chamomilla** unpassend. Hier kann man an **Pulsatilla** denken.

Grippaler Infekt mit Fieber

Ferrum phosphoricum
Eisenphosphat

Leitsymptome:
- symptomarme Infekte mit und ohne Fieber
- langsamer, schleichender Beginn
- wenig beeinträchtigtes Allgemeinbefinden

Schlimmer:
- nachts
- durch Wärme

Besser:
- Kälte
- Ruhe
- Hinlegen

Grippaler Infekt mit Fieber

Geist-Gemüt-Symptome:
Die Kinder haben oft eine Abwehrschwäche und „nehmen jede Krankheit mit".
Oft blasse Kinder, die zu Nasenbluten neigen. Der Verlauf ist meist unspektakulär, aber man hat das Gefühl, das Kind ist nie richtig gesund.

Dosierung:
Zu Beginn stündlich eine Gabe D12. Bei Besserung der Symptome die Abstände der Gaben verlängern.

Praktische Tipps für die Beratung in der Offizin:
Ferrum phosphoricum ist das Mittel für entzündliche Erkrankungen im ersten Stadium. Denken Sie immer an **Ferrum phosphoricum**, wenn die geschilderten Symptome auf keine andere Arznei passen bzw. die Symptome nicht genau greifbar sind.

3 Fragekarte: Halsschmerzen

1. Hat das Kind Durst?
- normal .... Phytolacca
- nein .... Apis, Belladonna

2. Möchte das Kind eher warmen Tee oder kalte Schorle trinken?
- warm .... Belladonna
- kalt .... Apis, Phytolacca

3. Wie sieht der Rachen aus? (hier bitte die Eltern nachsehen lassen!)
- dunkelrot, knallrot .... Belladonna, Phytolacca
- blassrot, Zäpfchen geschwollen .... Apis

4. Kann das Kind etwas zur Art des Schmerzes sagen?
- brennend, klopfend .... Belladonna
- stechend .... Apis
- als ob etwas im Hals feststeckt .... Phytolacca

Haverland, Homöopathie 2007, S. 23

Halsschmerzen

Apis   Apis mellifica   Honigbiene

Leitsymptome:
- stechende Schmerzen beim Schlucken
- blassroter geschwollener Gaumen
- Zäpfchen glasig dick geschwollen
- kein Durst

Schlimmer:
- Wärme, Berührung

Besser:
- Kälte (kalte Getränke)

Halsschmerzen

Dosierung:
Im akuten Fall stündlich eine Gabe D6. Bei Besserung werden die Abstände verlängert.

Praktische Tipps für die Beratung in der Offizin:
Apis ist den Symptomen von **Aconitum** (s. Karteikarte **Belladonna**) sehr ähnlich. Bei beiden Mitteln lindern kalte Getränke die Beschwerden. Allerdings besteht bei **Apis** kein Verlangen nach Trinken (**Aconitum** bei großem Durst). Bei **Apis** stehen starke Schluckbeschwerden und das Gefühl „alles ist geschwollen" im Vordergrund.
Wenn möglich Mutter oder Vater in den Rachen des Kindes schauen lassen, um die Farbe des Rachens zu beurteilen.

Halsschmerzen

Belladonna   Atropa belladonna   Tollkirsche

Leitsymptome:
- plötzlicher Beginn
- brennende, pochende Schmerzen
- knallroter, trockener Rachen und himbeerrote Zunge
- Schluckzwang trotz Schmerzen
- kein Durst

Folge von:
- feucht-kaltem Wetter
- intensiver Sonnenbestrahlung, Hitze

Schlimmer:
- Kälte (kalte Getränke)

Besser:
- Wärme (warme Getränke, Bedürfnis nach Schal um den Hals)

Halsschmerzen

Geist-Gemüt-Symptome:
Die Kinder möchten ihre Ruhe haben. Sie können im Schlaf sehr unruhig wirken, evtl. begleitet von Fieberträumen.

Dosierung:
Im akuten Fall stündlich eine Gabe D6. Bei Besserung werden die Abstände verlängert.

Praktische Tipps für die Beratung in der Offizin:
Die starken Halsschmerzen, verbunden mit einer himbeerroten Zunge, können auf eine Scharlachinfektion hinweisen, die unbedingt ärztlich abzuklären ist. Belladonna ist aber auch bei dieser Indikation begleitend zur ärztlichen Therapie das Mittel der Wahl.
Bei beginnenden plötzlichen Halsschmerzen mit ähnlichen Leitsymptomen wie **Belladonna**, aber mit großem Durst auf kalte Flüssigkeit ist das passende Mittel **Aconitum D6**.

Halsschmerzen

Phytolacca — Phytolacca americana — Kermesbeere

Leitsymptome:
- unsymptomatische Beschwerden
- dunkelroter Rachen
- Schmerzen strahlen zu den Ohren aus
- Schmerz, als ob etwas im Hals feststeckt
- Brennen im Rachen

Schlimmer:
- Wärme (heiße Getränke)

Besser:
- Kälte (kalte Getränke)

Haverland, Homöopathie 2007, S. 29

Halsschmerzen

Dosierung:
Im akuten Fall stündlich eine Gabe D6. Bei Besserung werden die Abstände verlängert.

Praktische Tipps für die Beratung in der Offizin:
Ein geeignetes Mittel bei starken, schmerzhaften Beschwerden, wenn kein anderes passendes Mittel gefunden wurde.
Sind die Beschwerden eher im Anfangsstadium und von wenigen Allgemeinsymptomen begleitet, so ist das Mittel der Wahl **Ferrum phosphoricum D12**.
Phytolacca hat sich ebenfalls bewährt zur unterstützenden Behandlung einer Seitenstrangangina sowie zur Nachbehandlung einer Streptokokkenangina, um einen Rückfall zu vermeiden.

Fragekarte: Husten (1)

Zunächst muss in der Beratung der aktuelle Status des Hustens abgeklärt und überprüft werden, ob Selbstmedikation möglich ist. Bei Verdacht auf Lungenentzündung (Fieber, Atemnot, blutiger Auswurf) und bei chronischer Bronchitis ist der Verweis an den Arzt selbstverständlich.
Die Indikation Husten benötigt aufgrund der vielfältigen Symptome anfangs etwas mehr Zeit in der Beratung und Mittelfindung.

Wie lange besteht der Husten schon?
- seit kurzem (1–2 Tage) .... Belladonna, Ferrum phosphoricum
- schon länger
  - trockener Husten, wenig Schleim .... siehe unten
  - gelöster Husten, viel Schleim .... siehe Karte (2)

Trockener sekretarmer Husten

1. Hat der Husten mit einem Schnupfen begonnen?
- ja .... Sticta

2. Besteht Heiserkeit?
- ja .... Drosera, Spongia

Haverland, Homöopathie 2007, S. 31

Fragekarte: Husten (1)

3. Was verschlimmert den Husten?
- Hinlegen .... Drosera, Spongia, Sticta
- kalte Luft .... Rumex, Sticta, Spongia
- Sprechen .... Drosera, Bryonia

4. Was verbessert den Husten?
- Wärme (warme Getränke) .... Bryonia, Rumex, Spongia
- Aufsetzen .... Sticta, Spongia
- Druck (Halten der Brust) .... Bryonia, Drosera

5. Weitere Besonderheiten?
- viel Durst .... Bryonia
- Kitzelhusten .... Drosera, Rumex
- berührungsempfindlicher Kehlkopf .... Rumex, Spongia
- Husten bis zum Erbrechen .... Drosera
- verstopfte Nase .... Sticta

Haverland, Homöopathie 2007, S. 32

Fragekarte: Husten (2)

Gelöster sekretreicher Husten

1. Wann ist der Husten schlimmer?
- in der Kälte .... Hepar sulfuris
- bei Temperaturextremen .... Ipecacuanha
- in der Wärme .... Pulsatilla

2. Wann ist der Husten besser?
- an der frischen Luft .... Pulsatilla
- Trinken von kalter Flüssigkeit .... Ipecacuanha
- Trinken von warmer Flüssigkeit .... Hepar sulfuris

3. Wie kann man den Husten noch charakterisieren?
- morgens locker, abends trocken .... Pulsatilla
- schmerzhaft, v.a. in der Nacht .... Hepar sulfuris
- zäher Schleim, Husten bis zum Erbrechen .... Ipecacuanha

4. Wie kann man die momentane Stimmung des Kindes beschreiben?
- anhänglich, kuschelig, Stimmungsschwankungen .... Pulsatilla
- gereizt, empfindlich .... Hepar sulfuris
- erschöpft .... Ipecacuanha

Haverland, Homöopathie 2007, S. 33

Fragekarte: Husten (2)

Die Mittelwahl bei der Indikation Husten kann man durch gezielte Fragen allein sicher nicht lösen. Ein Blick in die einzelnen Arzneikarten ist immer notwendig. Wählen Sie hier die Arznei, die dem Gesamtbild am nächsten kommt und beachten Sie bitte die Rubrik „Praktische Tipps für die Beratung", da hier die arzneiweisenden Symptome nochmals gesondert hervorgehoben sind.

Husten – trocken – im Anfangsstadium

Belladonna   Atropa belladonna   Tollkirsche

Leitsymptome:
- plötzlicher Beginn, evtl. Fieber (kein Durst)
- Husten ist bellend, trocken, krampfig
- Gefühl eines wunden Halses („rohes Fleisch"), Kratzen im Hals
- rotes heißes Gesicht beim Husten

Folge von:
- feucht-kaltem Wetter

Schlimmer:
- abends, nachts
- bei jeder Bewegung
- flaches Liegen

Besser:
- Ruhe
- halbaufrechte Lage

Haverland, Homöopathie 2007, S. 35

Husten – trocken – im Anfangsstadium

Geist-Gemüt-Symptome:
Die Kinder möchten ihre Ruhe haben. Sie können im Schlaf sehr unruhig wirken, evtl. begleitet von Fieberträumen.

Dosierung:
Im akuten Fall stündlich eine Gabe D6. Bei Besserung werden die Abstände verlängert.

Praktische Tipps für die Beratung in der Offizin:
Die Besserung in halbaufrechter Lage ist sehr typisch für **Belladonna**. Kaum gibt man dem Kind ein zusätzliches Kissen in den Rücken oder es sitzt im Bett, werden die bellenden Hustenanfälle auffallend weniger.

Bei plötzlich auftretendem Husten bitte auch an **Aconitum D6** denken, wenn das Kind großen Durst auf kalte Flüssigkeit hat und die Ursache trockene Kälte oder Wind ist.

Husten – trocken – im Anfangsstadium

Ferrum phosphoricum
Eisenphosphat

Leitsymptome:
- beginnender trockener Husten, evtl. leichtes Fieber
- wenig ausgeprägte Beschwerden
- leichte Heiserkeit

Schlimmer:
- nachts
- Wärme

Besser:
- Ruhe
- Kälte

Husten – trocken – im Anfangsstadium

Geist-Gemüt-Symptome:
Auch bei höherem Fieber ist das Allgemeinbefinden des Kindes wenig beeinträchtigt. Die Kinder legen sich zwar gerne mal hin, sind ansonsten aber sehr umgängliche Patienten.

Dosierung:
Im akuten Fall stündlich eine Gabe D12. Bei Besserung werden die Abstände verlängert.

Praktische Tipps für die Beratung in der Offizin:
Ein wunderbares Mittel für unsymptomatische, wenig greifbare Beschwerden. Kinder sprechen sehr gut auf **Ferrum phosphoricum** an. Bei einer schnellen Gabe im akuten Fall kann meist ein schlimmerer Verlauf der Erkrankung verhindert werden.

Husten – trocken – sekretarm

Bryonia   Bryonia dioica   Zaunrübe

Leitsymptome:
- harter, trockener Husten, der sich allmählich entwickelt
- stechende Schmerzen in der Brust, die sich durch Druck verbessern (Kind hält sich den Brustkorb beim Husten)
- oft begleitet von berstenden Kopfschmerzen
- gieriger Durst auf kalte Flüssigkeit

Folge von:
- trockener Kälte

Schlimmer:
- Bewegung, Sprechen, tiefes Atmen (kann Hustenanfall auslösen)
- beim Eintreten in warme Räume

Besser:
- Ruhe, Druck, Liegen auf der schmerzhaften Seite
- warme Getränke (obwohl kalte gewünscht werden)

Haverland, Homöopathie 2007, S. 39

Husten – trocken – sekretarm

Geist-Gemüt-Symptome:
Die Kinder sind sehr gereizt und unzufrieden, sie möchten einerseits ihre Ruhe haben, verlangen aber dennoch Aufmerksamkeit, wenn man sie tatsächlich in Ruhe lässt.

Dosierung:
Im akuten Fall stündlich eine Gabe D6. Bei Besserung werden die Abstände verlängert.

Praktische Tipps für die Beratung in der Offizin:
Bryonia ist ein großes Hauptmittel bei dieser Art von Husten. Die wichtigsten Symptome sind die Besserung durch Druck und der große Durst. Weiterhin klagen die Kinder auch beim Husten über Schmerzen, wenn der Brustkorb durch den Hustenanfall bewegt wird (Verschlimmerung durch Bewegung!) und versuchen, diesen Schmerz durch Drücken der Hände auf die Brust zu vermindern. Oft legen sie sich auch nachts auf den Bauch, um so Druck auf den Brustkorb auszuüben.

Husten – trocken – sekretarm

Drosera Drosera rotundifolia Sonnentau

Leitsymptome:
- heftige Hustenattacken, kaum Zeit zum Luftholen
- bellender, blecherner Reizhusten
- Atemnot mit Erstickungsgefühl
- Husten mit Würgen und (Schleim-)Erbrechen
- Kitzelreiz im Kehlkopf (Auslöser der Hustenanfälle)
- Heiserkeit, tiefe, heisere Stimme

Schlimmer:
- nachts
- Liegen (Husten, sobald der Kopf das Kissen berührt)
- Bettwärme
- Sprechen, Trinken

Besser:
- am Tag
- Pressen der Hände auf den Brustkorb

Husten – trocken – sekretarm

Dosierung:
Im akuten Fall stündlich eine Gabe D6. Bei Besserung werden die Abstände verlängert.

Praktische Tipps für die Beratung in der Offizin:
Die Besserungsmodalität ist ähnlich wie bei **Bryonia**. Hier steht aber die Atemnot und das Würgen bzw. Erbrechen beim Hustenanfall im Vordergrund. **Bryonia** ist mehr gekennzeichnet durch den großen Durst und erfährt im Gegensatz zu **Drosera** eine Besserung beim Trinken.
Auffallend ist die Besserung am Tag. Sobald man das Kind aber zum Schlafen hinlegt, beginnt das Husten erneut.
Bewährt auch unterstützend bei Keuchhusten.

Husten – trocken – sekretarm

Rumex   Rumex crispus   Krauser Ampfer

Leitsymptome:
- trockener Kitzelhusten mit wenig Auswurf
- ständiges Kitzeln zwischen Halsgrube und Brustbein
- Auslöser ist kalte Luft
- je kälter die eingeatmete Luft, desto quälender der Hustenreiz

Schlimmer:
- Einatmen von kalter Luft
- Berühren des Kehlkopfes

Besser:
- warmes Einhüllen des Halses (Schal)
- geschlossener Mund
- in der Wärme

Haverland, Homöopathie 2007, S. 43

Husten – trocken – sekretarm

Dosierung:
Im akuten Fall stündlich eine Gabe D6. Bei Besserung werden die Abstände verlängert.

Praktische Tipps für die Beratung in der Offizin:
Die Kinder verlangen nach einem Schal vor dem Mund, um ein direktes Einatmen von kalter Luft im Freien zu vermeiden. Sie klagen auch über stechende Schmerzen (ähnlich **Bryonia**) sind aber durstlos.

Husten – trocken – sekretarm

Spongia   Euspongia officinalis   Badeschwamm

Leitsymptome:
- Husten ist trocken, krampfartig und abgehackt
- Heiserkeit mit rauer oder krächzender Stimme
- Kehlkopf sehr berührungsempfindlich
- Atemgeräusche zwischen den Hustenattacken sind sägend und giemend

Schlimmer:
- vor Mitternacht (22–23 Uhr)
- bei Aufregung
- kalte Getränke
- im Liegen

Besser:
- Hochhalten des Kopfes
- warmes Essen und Trinken

Haverland, Homöopathie 2007, S. 45

Husten – trocken – sekretarm

Geist-Gemüt-Symptome:
Die Kinder erwachen plötzlich mit heftigen Hustenanfällen, Erstickungsgefühl mit ängstlicher Unruhe und Herzklopfen.

Dosierung:
Im akuten Fall stündlich eine Gabe D6. Wenn die Hustenanfälle nur in der Nacht auftreten, tagsüber 3-mal täglich eine Gabe D6 und in der Nacht dann alle 10 min, bis sich das Kind beruhigt hat.
Bei Besserung werden die Abstände verlängert.

Praktische Tipps für die Beratung in der Offizin:
Die Symptome erinnern sehr an einen kruppartigen Anfall. **Spongia** ist auch ein wichtiges Mittel beim Pseudokrupp (siehe dort).

Husten – trocken – sekretarm

Sticta Sticta pulmonaria Lungenmoos

Leitsymptome:
- Reizhusten mit anfänglichem Schnupfen
- Gefühl der Verstopfung im Bereich der Nasenwurzel, ständiges vergebliches Bedürfnis, die Nase zu schnäuzen
- häufiges Hüsteln oder Räuspern, um nicht husten zu müssen
- einmal angefangen, kann man nicht mehr aufhören zu husten

Folge von:
- Schnupfen

Schlimmer:
- abends und nachts
- kalte Luft
- Liegen

Besser:
- Aufsitzen

Haverland, Homöopathie 2007, S. 47

Husten – trocken – sekretarm

Dosierung:
Im akuten Fall stündlich eine Gabe D6. Bei Besserung werden die Abstände verlängert.

Praktische Tipps für die Beratung in der Offizin:
Ein bewährtes Mittel bei typischem Verlauf einer Erkältung. Die Erkältung zieht von der Nase hinab in den Rachen bis zu den Bronchien und endet mit hartnäckigem Husten. Meist besteht noch ein Schnupfen mit dickgelbem Sekret und wenig Schleimauswurf aus den Bronchien.

Für Kinder zu empfehlen, bei denen der Schnupfen immer mit einer Bronchitis endet. **Sticta** kann dann auch schon beim Schnupfen gegeben werden, man sollte nicht erst warten, bis sich die Bronchitis manifestiert hat.

Husten – sekretreich

Hepar sulfuris   Calcium sulfuratum Hahnemanni   Kalkschwefelleber

Leitsymptome:
- Husten anfangs trocken, dann rasselnd
- Husten mit zähem, gelbem Auswurf
- nächtliches Erwachen mit krampfigem, schmerzhaftem Husten
- Kinder weinen oft vor oder nach dem nächtlichen Husten (wegen der Schmerzen)
- geringster Kältereiz kann Husten auslösen

Folge von:
- Aufenthalt in kalter Luft

Schlimmer:
- Kälte

Besser:
- Wärme, warmes Einhüllen
- Inhalation (feuchte Wärme)
- warme Getränke

Haverland, Homöopathie 2007, S. 49

Husten – sekretreich

Geist-Gemüt-Symptome:
Die Kinder wirken sehr gereizt und empfindlich. Der Schmerz im Hals ist splitterartig und kann beschrieben werden als „eine Gräte, die im Hals feststeckt".

Dosierung:
Im akuten Fall stündlich eine Gabe D12 und eine zusätzliche Gabe bei nächtlichen Beschwerden.
Bei Besserung werden die Abstände verlängert.

Praktische Tipps für die Beratung in der Offizin:
Hepar sulfuris hat eine große Beziehung zu allen Katarrhen mit gelber, dicker Absonderung, also auch bei Neigung zu wiederholter Nasennebenhöhlenentzündung.
Die Hustenanfälle in der Nacht können häufig in den frühen Morgenstunden auftreten (4–6 Uhr).

Husten – sekretreich

Ipecacuanha Cephaelis ipecacuanha Brechwurzel

Leitsymptome:
- Husten bis zum Erbrechen
- pfeifender Husten mit Atemnot, Heiserkeit
- zäher Schleim, der schwer abgehustet werden kann
- Schleim rasselt in den Bronchien
- Zunge ist ohne Belag

Folge von:
- feuchtwarmer Witterung (Frühling)
- langem Aufenthalt in kalter Winterluft

Schlimmer:
- Temperaturextreme (warme Räume – kalte Luft)

Besser:
- kalte Getränke

Haverland, Homöopathie 2007, S. 51

Husten – sekretreich

Geist-Gemüt-Symptome:
Die Kinder sind sehr erschöpft mit dunklen Augenringen, evtl. kalter Schweiß auf der Stirn nach den Hustenanfällen.

Dosierung:
Im akuten Fall stündlich eine Gabe D6. Bei Besserung werden die Abstände verlängert.

Praktische Tipps für die Beratung in der Offizin:
Die Symptome von **Ipecacuanha** und **Drosera** sind sehr ähnlich;
mit dem großen Unterschied, dass bei **Ipeacacuanha** Schleim vorhanden ist, der aber sehr zäh ist und erst gelöst werden muss. Die Kinder sind völlig erschöpft, weil sie sich mit dem Abhusten des zähen Schleims sehr schwer tun. Das Schleimrasseln fehlt bei **Drosera**. Ein Hauptsymptom bei **Ipecacuanha** ist das Erbrechen nach oder während eines Hustenanfalls.

Husten – sekretreich

Pulsatilla   Pulsatilla pratensis   Wiesenküchenschelle

Leitsymptome:
- Husten mit gelbgrünem Schleim, morgens locker und gut abhustbar
- Husten wird abends dann wieder trocken, hart und krampfartig
- Husten selten bei mäßiger Bewegung und in gut gelüfteten Räumen
- Husten fast nie bei Aufenthalt im Freien

Schlimmer:
- starke körperliche Belastung (Hustenanfall)
- abends, nachts
- warme Räume, Bettwärme

Besser:
- an der frischen Luft
- leichte Bewegung

Husten – sekretreich

Geist-Gemüt-Symptome:
Die Kinder sind sehr anhänglich, kuschelig und trostbedürftig und weichen selten von „Mamas Rockzipfel". Oft sind auch Stimmungsschwankungen von fröhlich zu traurig, Weinen und Lachen typisch.

Dosierung:
Im akuten Fall stündlich eine Gabe D6. Bei Besserung werden die Abstände verlängert.

Praktische Tipps für die Beratung in der Offizin:
Herausragend ist hier das Bedürfnis nach frischer Luft, verbunden mit anschließender Besserung der Symptome.
Selten kommt es zu Erbrechen von Schleim und Speisen.

Fragekarte: Insektenstiche

1. Ist eine Schwellung vorhanden?
- ja, auffallend .... Apis
- nein, eher weniger .... Ledum

2. Wie fühlt sich der Stich an?
- stechend, brennend, juckend .... Apis
- Kältegefühl .... Ledum

3. Färbung der Haut?
- blass, glasig .... Apis
- rot bis blau-rot .... Ledum

4. Wie lange bestehen die Beschwerden schon?
- akut .... Apis, Ledum
- schon länger, verheilen schlecht .... Staphisagria

Haverland, Homöopathie 2007, S. 55

Insektenstiche

Apis   Apis mellifica   Honigbiene

Leitsymptome:
- Bienen- und Wespenstiche
- blassrote Schwellung (glasiges Ödem)
- stechende, brennende, juckende Schmerzen
- allergische Reaktionen

Schlimmer:
- Wärme
- Berührung

Besser:
- Kälte
- kalte Anwendungen (kaltes Wasser)

Insektenstiche

Dosierung:
Im akuten Fall alle 10 min eine Gabe D6 bis zur Besserung, dann die Abstände verlängern.

Praktische Tipps für die Beratung in der Offizin:
Es empfiehlt sich, zusätzlich 5 Globuli **Apis** in wenig Wasser zu lösen, ein Tuch oder eine Kompresse damit zu tränken und äußerlich auf die betroffene Stelle zu legen.
Bei allergischen Reaktionen ist es möglich (soweit es die Selbstmedikation und die homöopathische Therapie zulässt), zunächst eine Gabe **Apis C30** zu geben und dann, falls noch nötig, weiter mit D6 behandeln.

Insektenstiche

Ledum — Ledum palustre — Sumpfporst

Leitsymptome:
- punktförmige Verletzungen
- Hautverfärbung (blau-rot)
- Bisse und Stiche ohne Schwellung
- Zeckenbisse
- Kältegefühl in den betroffenen Teilen

Schlimmer:
- Wärme

Besser:
- Kälte

Haverland, Homöopathie 2007, S. 59

Insektenstiche

Dosierung:
Im akuten Fall alle 10 min eine Gabe D6 bis zur Besserung.

Praktische Tipps für die Beratung in der Offizin:
Bei **Ledum** fehlt im Gegensatz zu **Apis** die Schwellung. Auffallend sind auch die eventuelle Hautverfärbung (nie blassrot wie bei **Apis**) und das Kältegefühl in den betroffenen Teilen. Trotzdem wird Kälte als angenehm und Wärme als unangenehm empfunden.
Weitere Einsatzgebiete für **Ledum** sind akute Verletzungen (siehe dort).

Insektenstiche

Staphisagria   Delphinium staphisagria   Stephanskraut

Leitsymptome:
- Insektenstiche, die schlecht verheilen
- Insektenstiche, die lange unangenehm jucken
- vorbeugend gegen Mückenstiche

Insektenstiche

Dosierung:
Zur Nachbehandlung von Insektenstichen 5-mal täglich eine Gabe D6.
Zur Vorbeugung 1–2-mal täglich eine Gabe D12.
Falls die Anwendung nur für den Urlaubszeitraum gelten soll, bitte drei Tage vor Reisebeginn anfangen und während der Reise fortführen.

Fragekarte: Kehlkopfentzündung/Stimmverlust

1. Gibt es eine Ursache?
- Husten .... Causticum, Phosphor
- Überanstrengung der Stimme .... Kalium/Ferrum phosphoricum
- Verkühlen, Zugluft .... Aconitum

2. Wann sind die Beschwerden schlimmer?
- morgens .... Causticum
- abends .... Phosphor
- nachts .... Aconitum

3. Gibt es weitere Besonderheiten?
- besser durch kalte Getränke .... Causticum
- schlimmer durch kalte Getränke (obwohl gewünscht) .... Phosphor
- akuter, plötzlicher Beginn .... Aconitum

Haverland, Homöopathie 2007, S. 63

Kehlkopfentzündung/Stimmverlust

Aconitum   Aconitum napellus   Blauer Eisenhut

Leitsymptome:
- plötzliche, heftige Beschwerden
- bei beginnender Erkältung
- großer Durst auf kalte Flüssigkeit

Folge von:
- kaltem, trockenem Wind
- Angst, Schock, Schreck

Schlimmer:
- um Mitternacht
- durch Wärme

Kehlkopfentzündung/Stimmverlust

Geist-Gemüt-Symptome:
Die Kinder sind eventuell auch unruhig und ängstlich. Sie klammern sich an Mutter oder Vater und wollen nicht alleine sein.
Auch die Ursache Schreck und Angst kann bewirken, dass „die Stimme im Hals stecken bleibt". Auch dann ist **Aconitum** eine gute Hilfe.

Dosierung:
Im akuten Fall alle 15–30 min eine Gabe D6 bis zur Besserung.
Bei Besserung werden die Abstände verlängert.

Praktische Tipps für die Beratung in der Offizin:
Ein wichtiges Mittel für Beschwerden nach Aufenthalt in trockenem, kaltem Wind.
Bei Beschwerden nach feucht-kaltem Wetter verbunden mit wenig Durst, aber auch plötzlichen, heftigen Beschwerden ist das Mittel der Wahl **Belladonna**.

Kehlkopfentzündung/Stimmverlust

Causticum
Causticum Hahnemanni
Destillat aus Calciumoxid und Kaliumhydrogensulfat

Leitsymptome:
- heiser bis tonlos
- rauer, trockener und wunder Hals
- häufiges Bedürfnis zu räuspern

Folge von:
- krampfartigem, trockenem Husten, der schon eine Weile besteht

Schlimmer:
- am Morgen
- Kälte, Zugluft

Besser:
- kalte Getränke
- nach Abhusten oder Abräuspern von Schleim
- feuchtes Wetter

Kehlkopfentzündung/Stimmverlust

Dosierung:
Im akuten Fall stündlich eine Gabe D6. Bei Besserung werden die Abstände verlängert.

Praktische Tipps für die Beratung in der Offizin:
Hier steht die Trockenheit im Vordergrund. Alles bessert sich durch Feuchtigkeit (Trinken, Wetter). Ein gutes Mittel bei häufigen Beschwerden im Herbst und Winter oder bei chronischer Heiserkeit nach akuter Kehlkopfentzündung.

Kehlkopfentzündung/Stimmverlust

Kalium phosphoricum
Kaliumphosphat

Ferrum phosphoricum
Eisenphosphat

Leitsymptome:
- Stimmverlust
- ansonsten sehr symptomarm

Folge von:
- Überanstrengung der Stimme (Klassenfahrt, Konzert, Fußballspiel)

Kehlkopfentzündung/Stimmverlust

Dosierung:
Im akuten Fall stündlich eine Gabe **Kalium phosphoricum D6** im Wechsel mit **Ferrum phosphoricum D12**. Bei Besserung werden die Abstände verlängert.

Praktische Tipps für die Beratung in der Offizin:
Diese Kombination hat sich bewährt, wenn keine weiteren Krankheitssymptome zu erkennen sind und es sich definitiv um eine reine Stimmüberlastung handelt.

Kehlkopfentzündung/Stimmverlust

Phosphorus

Gelber Phosphor

Leitsymptome:
- Steigerung zur Stimmlosigkeit am Abend
- schmerzhaftes Sprechen und Husten
- trockener Husten mit brennendem, wunden Gefühl
- großer Durst auf kalte Getränke

Folge von:
- Überanstrengung der Stimme

Schlimmer:
- am Abend
- kalte Luft

Besser:
- Ruhe und Schweigen

Kehlkopfentzündung/Stimmverlust

Dosierung:
Im akuten Fall stündlich eine Gabe D12. Bei Besserung werden die Abstände verlängert.

Praktische Tipps für die Beratung in der Offizin:
Die Beschwerden werden oft schlimmer beim Übergang von warm zu kalt und umgekehrt.
Oft kann es vorkommen, dass die gewünschten kalten Getränke eher eine Verschlimmerung (z.B. Hustenanfall) hervorrufen.

Fragekarte: Koliken

1. **Wann treten die Koliken gehäuft auf?**
   - am Nachmittag .... Lycopodium
   - am späten Abend .... Chamomilla

2. **Wie lässt sich das Kind beruhigen?**
   - Umhertragen .... Chamomilla
   - Massage .... Colocynthis
   - Wärme am Bauch .... Colocynthis, Chamomilla

3. **Wie ist die Gemütslage des Kindes?**
   - zornig, gereizt .... Chamomilla

4. **Gibt es weitere Auffälligkeiten?**
   - Überstrecken (Flitzebogen) .... Chamomilla
   - Krümmen .... Colocynthis
   - hastiges Essen/Trinken, schnell satt .... Lycopodium

Haverland, Homöopathie 2007, S. 73

Koliken

Chamomilla — Matricaria chamomilla — Kamille

Leitsymptome:
- große Reizbarkeit und schlechte Laune
- unerträgliche Schmerzen
- heißes, verschwitztes Gesicht (eine Backe rot, die andere blass)
- gelb-grüne Durchfälle
- Blähungen, die nach verfaulten Eiern riechen
- gespannter Leib, Kopf nach hinten gestreckt (Flitzebogen)

Schlimmer:
- abends (ca. 21–24 Uhr) und morgens (ca. 9 Uhr)
- allgemeine Wärme (Bettwärme, Zimmerwärme)

Besser:
- Umhertragen
- lokale Wärme (Kirschkernkissen, Wärmflasche)

Haverland, Homöopathie 2007, S. 75

Koliken

Geist-Gemüt-Symptome:
Das Kind fällt auf durch seine Überempfindlichkeit und Reizbarkeit aufgrund der Schmerzen, die es kaum aushalten kann. Sehr launisches Verhalten mit Wutanfällen, Schlagen und Treten. Es mag nicht angesprochen und berührt werden. Nur Umhertragen lässt es zu. Meist beginnt das Geschrei wieder, sobald man versucht, das Kind abzusetzen oder hinzulegen.

Dosierung:
Im akuten Fall alle 15–30 min eine Gabe einer D6 Potenz lutschen lassen.
Bei Besserung die Abstände verlängern, bis keine Symptome mehr da sind.

Praktische Tipps für die Beratung in der Offizin:
Chamomilla kann auch immer dann angezeigt sein, wenn Koliken im Zusammenhang mit Zahnung stehen.

Koliken

Colocynthis Citrullus colocynthis Koloquinte

Leitsymptome:
- quälende Bauchkrämpfe
- Zusammenkrümmen, Anziehen der Beine
- Ruhelosigkeit, umherwälzen

Schlimmer:
- Kälte
- Ausstrecken

Besser:
- fester Druck, Krümmen
- Wärme
- Stuhl- oder Blähungsabgang

Haverland, Homöopathie 2007, S. 77

Koliken

Dosierung:
Im akuten Fall alle 15–30 min eine Gabe einer D6 Potenz lutschen lassen. Bei Besserung die Abstände verlängern, bis keine Symptome mehr da sind.

Praktische Tipps für die Beratung in der Offizin:
Hier erfährt der Säugling oder das Kleinkind Besserung durch Massage (Druck und Wärme) des Bauches. Auch die „Flieger-Haltung" wird, im Gegensatz zu **Chamomilla**, als angenehm empfunden.

Koliken

Lycopodium   Lycopodium clavatum   Bärlapp

Leitsymptome:
- Trommelbauch, Kollern
- Sättigung und Heißhunger (Kind trinkt schnell und hastig, ist schnell satt, hat dann aber bald wieder Hunger)

Folge von:
- Mehl- und Süßspeisen, Hülsenfrüchten (auch wenn von der stillenden Mutter gegessen)

Schlimmer:
- 16–20 Uhr
- enge Kleidung

Besser:
- durch abgehende Winde (aber nur kurzfristig)

Koliken

Dosierung:
Im akuten Fall alle 15–30 min eine Gabe einer D6 Potenz lutschen lassen. Bei Besserung die Abstände verlängern, bis keine Symptome mehr da sind.

Praktische Tipps für die Beratung in der Offizin:
Bei **Lycopodium** ist die Besonderheit in der Verschlimmerung am Nachmittag ab ca. 16 Uhr zu sehen. Also immer dann, wenn z.B. der Vater von der Arbeit kommt, sich auf sein Kind freut, welches ihn die nächsten Stunden nur unglücklich anbrüllt. Die Mutter wird bestätigen, dass das Kind den ganzen Tag ruhig und pflegeleicht war.

Fragekarte: Nasenbluten

1. Gibt es eine Ursache für das Nasenbluten?
- Verletzung, Schlag .... Arnica
- Fieber, Erkältung .... Ferrum phosphoricum, Phosphor
- nein, oft ganz plötzlich .... Phosphor

2. Wie ist die Konstitution des Kindes?
- häufig krank, geringe Abwehrkräfte .... Ferrum phosphoricum
- blass, zart, zerbrechlich wirkend .... Phosphor
- Neigung zu Bronchialerkrankungen .... Phosphor

Haverland, Homöopathie 2007, S. 81

Nasenbluten

Arnica Arnica montana Bergwohlverleih

Leitsymptome:
- hellrotes, kräftiges Bluten
- Nasenbluten nach Anstrengung
- Nasenbluten als Folge von Verletzung

Folge von:
- Verletzung
- Schlag

Nasenbluten

Dosierung:
Im akuten Fall alle 5 min eine Gabe D6 bis zur Besserung.

Praktische Tipps für die Beratung in der Offizin:
Arnica ist auch angezeigt bei Nasenbluten nach Nasebohren!

Nasenbluten

Ferrum phosphoricum   Eisenphosphat

Leitsymptome:
- hellrotes Blut
- Nasenbluten bei Fieber
- schnell erschöpftes Kind

Nasenbluten

Geist-Gemüt-Symptome:
Für blasse, blutarme Kinder, die leicht erröten. Sie sind häufig infektanfällig mit einer geschwächten Immunabwehr.

Dosierung:
Im akuten Fall alle 5 min eine Gabe D12 bis zur Besserung.
Bei gehäuftem Auftreten eine Woche lang 2-mal täglich eine Gabe D12.

Nasenbluten

Phosphor

Gelber Phosphor

Leitsymptome:
- häufiges, anhaltendes Nasenbluten mit hellrotem Blut
- schwallartiges Nasenbluten ohne Anlass oder in Verbindung mit chronischem Katarrh
- blutiges Taschentuch beim Schnäuzen

Nasenbluten

Geist-Gemüt-Symptome:
Für blasse, zarte, hübsche Kinder. Sie wirken zerbrechlich und anfällig. Sie haben oft ein einnehmendes, fröhliches Wesen. Sie haben eine blühende Phantasie und viele Ängste.

Dosierung:
Im akuten Fall alle 5 min eine Gabe D12 bis zur Besserung.
Bei gehäuftem Auftreten eine Woche lang 2-mal täglich eine Gabe D12.

Fragekarte: Nasennebenhöhlenentzündung

1. Ging der Nasennebenhöhlenentzündung eine andere Krankheit voraus?
- ► Fließschnupfen .... Kalium bichromicum
- ► Erkältung mit eitrig-gelbem Sekret .... Hepar sulfuris

2. Wo sitzt der Schmerz (Lokalisation)?
- ► Stirn, Nasenwurzel, Augen .... Cinnabaris
- ► Stirn, Wangenknochen .... Hepar sulfuris, Kalium bichromicum

3. Hat das Kind öfter damit zu tun und neigt es zu Eiterungen?
- ► ja .... Hepar sulfuris
- ► nein .... Kalium bichromicum, Cinnabaris

4. Ist das Kind auffallend kälteempfindlich?
- ► ja .... Hepar sulfuris
- ► nein, aber Wärme tut gut .... Kalium bichromicum
- ► nein .... Cinnabaris

Haverland, Homöopathie 2007, S. 89

Nasennebenhöhlenentzündung

Cinnabaris — Hydrargyrum sulfuratum rubrum — Zinnober

Leitsymptome:
- in die Augenhöhlen stechende, schießende Schmerzen
- Schmerz zwischen den Augen
- Stirnkopfschmerz
- zäher Schleim, der im Rachen hinunterläuft
- wenig Durst
- übler Geschmack im Mund

Besser:
- durch Trinken

Bedürfnis den Mund zu spülen, um den Geschmack weg zu bekommen.

Nasennebenhöhlenentzündung

Dosierung:
Im akuten Fall stündlich eine Gabe D6. Bei Besserung werden die Abstände verlängert.

Praktische Tipps für die Beratung in der Offizin:
Hier sollte vor allem die Lokalisation des Schmerzes hinterfragt werden, um die einzelnen Arzneien voneinander zu unterscheiden.

Nasennebenhöhlenentzündung

Hepar sulfuris   Calcium sulfuratum Hahnemanni   Kalkschwefelleber

Leitsymptome:
- stechende Schmerzen in Wange und Stirn
- sehr berührungsempfindlich an den schmerzenden Stellen
- dickes, gelbes Sekret
- Neigung zu chronischen Beschwerden

Folge von:
- Katarrh mit dicker, gelber Absonderung
- Aufenthalt in der Kälte

Schlimmer:
- Kälte
- Berührung

Besser:
- Wärme, warmes Einhüllen
- feuchte Wärme (Inhalation, Dampfbad)

Haverland, Homöopathie 2007, S. 93

Nasennebenhöhlenentzündung

Geist-Gemüt-Symptome:
Sehr kälteempfindliche, reizbare, jähzornige Kinder.

Dosierung:
Im akuten Fall stündlich eine Gabe D6. Bei Besserung werden die Abstände verlängert.

Praktische Tipps für die Beratung in der Offizin:
Die Kinder haben häufiger eine Nasennebenhöhlenentzündung und neigen zu Eiterungen: Alle Wunden eitern und jegliches Sekret wird schnell gelb-eitrig. Fortgeschrittene Erkältungen setzen sich als Bronchitis oder als Nasennebenhöhlenentzündung mit gelb-eitrigen Absonderungen fest.

Nasennebenhöhlenentzündung

Kalium bichromicum   Kaliumdichromat

Leitsymptome:
- zäher, fadenziehender gelb-grüner Schleim
- stechende Schmerzpunkte an Wange und Stirn
- Druck an der Nasenwurzel

Folge von:
- Fließschnupfen

Schlimmer:
- morgens
- trockene Luft

Besser:
- durch Wärme
- durch Inhalation (feuchte Wärme)

Haverland, Homöopathie 2007, S. 95

Nasennebenhöhlenentzündung

Dosierung:
Im akuten Fall stündlich eine Gabe D6. Bei Besserung werden die Abstände verlängert.

Praktische Tipps für die Beratung in der Offizin:
Kalium bichromicum ist auch das erste Mittel der Wahl bei einem Paukenerguss nach einer Mittelohrentzündung. Um eine Verflüssigung und ein Abfließen des zähen Sekretes zu erwirken, empfiehlt sich eine Gabe über drei Wochen 3-mal täglich. Wenn danach keine Besserung eingetreten ist, ist das nächste Mittel **Hydrastis D6**, auch drei Wochen lang 3-mal täglich. Tritt auch dann keine Besserung ein, müssen andere Therapieformen durch den behandelnden Arzt überlegt werden.

Fragekarte: Ohrenschmerzen/Mittelohrentzündung

Akute, eitrige Mittelohrentzündung, evtl. mit Absonderungen aus dem Ohr, ausbleibende Verbesserung oder Verschlimmerung der Symptome müssen ärztlich abgeklärt werden. Selbstverständlich ist es immer möglich, eine Antibiotikatherapie mit homöopathischen Mitteln zu unterstützen, um so die Ausheilung zu fördern.

1. Wie ist der Beginn der Erkrankung?
- ► stürmisch, heftig, akut ....Aconitum, Belladonna, Chamomilla
- ► weniger stürmisch ....Dulcamara, Ferrum phosphoricum, Pulsatilla

2. Gibt es eine Ursache für die Ohrenschmerzen?
- ► kalter Wind, Zugluft ....Aconitum
- ► feuchtkalte Witterung ....Belladonna
- ► Zahnung ....Chamomilla
- ► Unterkühlen, Durchnässen .... Dulcamara
- ► Schnupfen .... Pulsatilla

3. Wann sind die Beschwerden schlimmer?
- ► abends, nachts ....Pulsatilla, Chamomilla, Aconitum
- ► in der Wärme ....Pulsatilla, Chamomilla, Aconitum
- ► Geräusche, Berührung ....Belladonna

4. Wann sind die Beschwerden besser?
- ► an der frischen Luft .... Pulsatilla

Haverland, Homöopathie 2007, S. 97

Fragekarte: Ohrenschmerzen/Mittelohrentzündung

Wenn man keine Hinweise auf spezielle Arzneien findet, kann man sich an folgende bewährte Dosierung halten:

Akute Ohrenschmerzen/Mittelohrentzündung:
- Halbstündlich im Wechsel:
  Ferrum phosphoricum D12 und **Belladonna D6**

Ohrenschmerzen/Mittelohrentzündung nach Schnupfen:
- Stündlich im Wechsel:
  Ferrum phosphoricum D12 und **Pulsatilla D6**

Beides bis zur Besserung der Symptome geben, die spätestens nach 8–12 Stunden eintreten muss. Dann können die Abstände verlängert werden.

Ohrenschmerzen/Mittelohrentzündung

Aconitum   Aconitum napellus   Blauer Eisenhut

Leitsymptome:
- plötzliche, heftige Ohrenschmerzen
- rotes, heißes Ohr
- Schüttelfrost mit hohem Fieber
- großer Durst

Folge von:
- kaltem Wind

Schlimmer:
- um Mitternacht
- durch Wärme

Besser:
- nach Schwitzen

→ Folgemittel **Belladonna**

Ohrenschmerzen/Mittelohrentzündung

Geist-Gemüt-Symptome:
Die Kinder sind eventuell unruhig und ängstlich. Sie klammern sich an Mutter oder Vater und wollen nicht alleine sein.

Dosierung:
Im akuten Fall alle 15–30 min eine Gabe D6 bis zur Besserung (Fieber sinkt, Kind schläft ruhiger). Wenn das Kind zu schwitzen anfängt und weiterhin Schmerzen und Fieber hat, bitte zu **Belladonna** wechseln.
Bei Besserung werden die Abstände verlängert.

Praktische Tipps für die Beratung in der Offizin:
Aconitum ist ein wichtiges Mittel bei akut auftretenden Ohrenschmerzen nach Aufenthalt in trockenem, kaltem Wind.

Ohrenschmerzen/Mittelohrentzündung

Belladonna   Atropa Belladonna   Tollkirsche

Leitsymptome:
- plötzliche heftige Schmerzen, die kommen und gehen
- pulsierende, klopfende Schmerzen
- geräuschempfindlich
- hohes Fieber mit Schwitzen und wenig Durst
- Gesicht und Ohr kräftig rot

Folge von:
- feucht-kalter Witterung

Schlimmer:
- Berührung, Erschütterung
- Geräusche

Besser:
- Ruhe

Haverland, Homöopathie 2007, S. 101

Ohrenschmerzen/Mittelohrentzündung

Geist-Gemüt-Symptome:
Ein plötzlicher, heftiger Beginn, die Kinder wollen eher ihre Ruhe, können sich aber nicht flach hinlegen und bevorzugen die halbaufrechte Lage. Eventuell von Fieberträumen begleitet.

Dosierung:
Im akuten Fall alle 15–30 min eine Gabe D6 bis zur Besserung (Fieber sinkt, Kind schläft ruhiger). Bei Besserung werden die Abstände verlängert.

Praktische Tipps für die Beratung in der Offizin:
Hier empfiehlt sich im akuten Fall eine Kombination von **Ferrum phosphoricum D12** im Wechsel mit **Belladonna D6**. Auch zur begleitenden Antibiotikatherapie zu empfehlen (dann je 3-mal täglich im Wechsel), um einen Rückfall zu vermeiden.

Ohrenschmerzen/Mittelohrentzündung

Chamomilla   Matricaria chamomilla   Kamille

Leitsymptome:
- betroffene Seite rot (Wange, Ohr), die andere blass
- unerträgliche Schmerzen bis zu den Zähnen
- Hitze, Schwitzen
- Reizbarkeit

Folge von:
- Zahnung

Schlimmer:
- von 21–24 Uhr
- durch allgemeine Wärme

Besser:
- durch lokale Wärme
- durch Umhertragen

Ohrenschmerzen/Mittelohrentzündung

Geist-Gemüt-Symptome:
Auffallend ist die Reizbarkeit der Kinder, die sich nur durch Umhertragen oder Schaukeln und Wiegen auf dem Arm beruhigen lassen. Die Kinder sind schwer zufrieden zu stellen, egal welches Spielzeug oder welche Unterhaltung man ihnen bietet.

Dosierung:
Im akuten Fall halbstündlich eine Gabe D6. Bei Besserung werden die Abstände verlängert.

Praktische Tipps für die Beratung in der Offizin:
Zahnung kann eine Ursache sein, muss aber nicht zwingend vorhanden sein, um diese Arznei zu wählen.
Lokale Wärme bedeutet, dass Wärme direkt auf dem Ohr (z.B. Kirschkernkissen, Rotlicht) angenehm für das Kind ist, es sonst aber eher die Wärme meidet (möchte sich z.B. nachts aufdecken).

Ohrenschmerzen/Mittelohrentzündung

Dulcamara Solanum dulcamara Bittersüßer Nachtschatten

Leitsymptome:
- wenig stürmischer Beginn
- Neigung zu häufigen Erkältungen von Bronchien, Blase und Ohr

Folge von:
- Wechsel von warm zu kalt
- Wechsel von trocken zu nass
- Unterkühlung nach Schwitzen
- Durchnässen
- kalten, nassen Füßen

Haverland, Homöopathie 2007, S. 105

Ohrenschmerzen/Mittelohrentzündung

Dosierung:
Im akuten Fall stündlich eine Gabe D6. Bei Besserung werden die Abstände verlängert.

Praktische Tipps für die Beratung in der Offizin:
Hier steht die Ursache im Mittelpunkt. Wenn eine der oben genannten Ursachen zutrifft, keine andere Arznei besser passt und das Kind generell anfällig ist für Erkältungen nach Durchkühlen, ist **Dulcamara** ein passendes Mittel. Diese Kinder bekommen auch leicht eine Blasenentzündung, wenn sie im Sommer die nasse Badehose nicht rechtzeitig wechseln.

Ohrenschmerzen/Mittelohrentzündung

Ferrum phosphoricum — Eisenphosphat

Leitsymptome:
- langsam beginnende Beschwerden
- leichtes Fieber
- leicht pochende Ohrenschmerzen
- unsymptomatische Beschwerden

Ohrenschmerzen/Mittelohrentzündung

Geist-Gemüt-Symptome:
Die Kinder sind in ihrem Tun und Handeln wenig beeinträchtigt. Sie spielen oft noch ruhig vor sich hin.

Dosierung:
Im akuten Fall stündlich eine Gabe D12. Bei Besserung werden die Abstände verlängert.

Praktische Tipps für die Beratung in der Offizin:
Ein wunderbares Mittel im Frühstadium einer Entzündung. Wenig Symptome, doch man merkt, dass irgendetwas nicht in Ordnung ist. Bevor sich die Symptome verschlimmern, sollte rechtzeitig mit **Ferrum phosphoricum D12** angefangen werden.
Auch bewährt in Kombination mit **Belladonna** und **Pulsatilla** (siehe dort).

Ohrenschmerzen/Mittelohrentzündung

Pulsatilla   Pulsatilla pratensis   Wiesenküchenschelle

Leitsymptome:
- drückende Ohrenschmerzen
- verstopftes Ohr (Schwerhörigkeit)
- weinerlich, launisch, trostbedürftig

Folge von:
- Schnupfen mit dickem, gelben Sekret

Schlimmer:
- abends und nachts
- in der Wärme

Besser:
- an der frischen Luft

Ohrenschmerzen/Mittelohrentzündung

Geist-Gemüt-Symptome:
Die Kinder suchen die Nähe der Eltern und wollen gekuschelt werden. Sie sind auffallend anhänglich. Oft sind auch Stimmungsschwankungen von fröhlich zu traurig, Weinen und Lachen typisch.

Dosierung:
Im akuten Fall halbstündlich eine Gabe D6. Bei Besserung werden die Abstände verlängert.

Praktische Tipps für die Beratung in der Offizin:
Pulsatilla ist meist angezeigt bei einer Mittelohrentzündung nach Schnupfen. Die Schmerzen und das Fieber sind nicht so herausragend wie z.B. bei **Belladonna**.
Unterstützend kann noch **Ferrum phosphoricum D12** als wichtiges Entzündungsmittel dazugegeben werden. Dann im halbstündlichen Wechsel mit **Pulsatilla**.

Beratungskarte: Operationen

- **Arnica** sollte als Basismittel immer zu den Standardempfehlungen gehören.
- **Staphisagria** zu empfehlen beinhaltet schon eine umfassendere Beratung, die vor allem bei Homöopathie-unerfahrenen Patienten nicht immer auf Verständnis stößt.
  - „Warum soll ich für einen Tag Kügelchen geben?"
  - „Gibt es keine kleineren Mengen zu kaufen?"
  - „Und was mache ich dann mit dem Rest, wofür kann ich es denn noch anwenden?"

  Die letzte Frage können Sie z.B. mit einem Hinweis auf Anwendung bei Insektenstichen (siehe dort) beantworten.
- Weiterhin ist es in der Beratung sinnvoll, den Patienten auf weitere Möglichkeiten der Anwendung von homöopathischen Mitteln aufmerksam zu machen:
  - Schmerzen nach der Operation
  - Übelkeit nach der Operation
- Ganz wichtig: Selbstverständlich soll die unterstützende homöopathische Therapie mit dem behandelnden Arzt abgesprochen sein, bzw. er sollte davon Kenntnis haben.

Operationen

Arnica   Arnica montana   Bergwohlverleih

Leitsymptome:
- bei Operationen aller Art
- Zahnextraktionen

Operationen

Dosierung:
Vorbeugend drei Tage vorher 2-mal täglich eine Gabe. Am Tag der OP stündlich eine Gabe. Noch drei Tage bis eine Woche danach 3-mal täglich eine Gabe.

Praktische Tipps für die Beratung in der Offizin:
Bei der vorbeugenden Anwendung sind sich nicht immer alle Homöopathen einig. Ich selbst habe in der Beratung am Patienten die beste Erfahrung damit gemacht und möchte es auch so an Sie weitergeben. Die Blutungsneigung wird minimiert und die Wundheilung ist maximal gefördert. Selbst Schwellungen und Schmerzen sind auffallend weniger. Wie lange man **Arnica** nach einem Eingriff noch gibt, hängt auch hier wieder von der Notwendigkeit der Gabe ab. Wenn man mit dem Zustand zufrieden ist, muss man auch nichts mehr geben.

Operationen

Staphisagria Delphinium staphisagria Stephanskraut

Leitsymptome:
- Schnittverletzungen
- Schnittwunden
- nach einer Operation

Operationen

Dosierung:
Am Tag der Operation stündlich eine Gabe D6 im Wechsel mit Arnica.

Praktische Tipps für die Beratung in der Offizin:
Staphisagria ist das wichtige Mittel bei allen Schnittverletzungen. Es fördert die Wundheilung und den komplikationslosen Verlauf der Heilung.

Schmerzen nach der Operation

Hypericum   Hypericum perforatum   Johanniskraut

Leitsymptome:
- Verletzung von Nervengewebe
- Zahnextraktion mit Wurzelbehandlung
- Nervenschmerz

Chamomilla   Matricaria chamomilla   Kamille

Leitsymptome:
- unerträgliche Schmerzen nach der OP
- Kind kann den Schmerz kaum aushalten/ertragen
- Kind wirkt sehr unruhig, gereizt und ärgerlich

Schmerzen nach der Operation

Dosierung:
Im akuten Fall halbstündlich eine Gabe D6 bis zur Besserung.

Praktische Tipps für die Beratung in der Offizin:
Beide Arzneien, vor allem **Hypericum**, können sehr gut in Kombination mit **Arnica** gegeben werden.

Übelkeit nach der Operation

Nux vomica — Strychnos nux vomica — Brechnuss

Leitsymptome:
- Brechreiz mit dem vergeblichen Wunsch zu erbrechen

Besser:
- nach dem Erbrechen

Ipecacuanha — Cephaelis ipecacuanha — Brechwurzel

Leitsymptome:
- andauerndes Erbrechen, welches nicht erleichtert
- Zunge ohne Belag

Arsenicum album — Acidum arsenicosum — Weißes Arsenik

Leitsymptome:
- Erbrechen
- großer Durst, Getränke werden aber nur schluckweise getrunken

Besser:
- durch warme Getränke

Haverland, Homöopathie 2007, S. 119

Übelkeit nach der Operation

Dosierung:
Im akuten Fall halbstündlich eine Gabe D6 der passenden Arznei.

Praktische Tipps für die Beratung in der Offizin:
Hilfe bei dieser Indikation wird im praktischen Apothekenalltag sicher nicht so häufig verlangt werden. Doch soll es zur Vollständigkeit des Themas „Operation" nicht unerwähnt bleiben. Beim Kunden in der Apotheke genügt meist ein kurzer Hinweis, dass es homöopathische Hilfe gibt, falls der Fall eintreten sollte.

Beratungskarte: Pseudokrupp

Pseudokrupp ist eine virale Entzündung des Kehlkopfes, die vorwiegend zwischen dem 6. und 9.Lebensmonat und dem 3. und 4.Lebensjahr vorkommt. Die Beschwerden treten meist nachts auf. Sie sind begleitet von Panik der Eltern wegen scheinbarem Ersticken des Kindes. Der Pseudokrupp hat einen Häufigkeitsgipfel im Herbst, einen zweiten im Spätwinter.
In schweren Fällen ist eine schulmedizinische Therapie selbstverständlich. Trotzdem kann man unterstützend homöopathisch behandeln und in leichteren Fällen eine rein homöopathische Behandlung erwägen.

Da bei einem Pseudokruppanfall zunächst die Angst, Panik und Aufregung im Vordergrund steht, ist die erste Maßnahme immer eine Gabe **Aconitum C30**, nicht nur für das Kind, sondern auch für die Eltern, denn diese müssen Ruhe und Handlungsfähigkeit bewahren.

Haverland, Homöopathie 2007, S. 121

Beratungskarte: Pseudokrupp

Weitere bewährte Arzneien:

Spongia D6:
- Anfälle vor Mitternacht (22–23 Uhr)

Drosera D6:
- Anfälle nach Mitternacht

Hepar sulfuris D12:
- Anfälle am Abend (18 Uhr) oder in den frühen Morgenstunden (3–6 Uhr)

Dosierung:
Im akuten Fall von der passenden Arznei alle 5 min eine Gabe, bis sich das Kind beruhigt hat. Möglich auch in Kombination mit der schulmedizinischen Therapie und immer in Kombination mit physikalischen Maßnahmen (Frischluftbehandlung, feuchte Tücher, feuchte Luft).
Vorbeugend ist es möglich, ab Herbst die passende Arznei (je nach Anfallsuhrzeit) mit einer Gabe täglich zu verabreichen.

Fragekarte: Reiseübelkeit

1. **Es sind keine besonderen Modalitäten bekannt**
   - ▶ Mittel der Wahl ist immer .... Cocculus
2. **Bessert Essen die Übelkeit?**
   - ▶ ja .... Petroleum
3. **Ist eine Besserung festzustellen, wenn Luft an den Bauch kommt?**
   (Besser bei Entblößen des Bauches)
   - ▶ ja .... Tabacum

Weitere Besonderheiten bei **Tabacum:**
Dem Kind ist so übel, dass sogar kalter Schweiß auf der Stirn steht und man das Gefühl hat, es sei einem Kollaps nahe.

Reiseübelkeit

Cocculus   Anamirta cocculus   Kockelskörner

Leitsymptome:
- Übelkeit, Erbrechen, Schwindel
- Zittern der Glieder

Folge von:
- passiver Bewegung

Schlimmer:
- beim Aufrichten
- Essensgerüche

Besser:
- Ruhe
- ruhiges Sitzen oder Liegen

Reiseübelkeit

Dosierung:
Im akuten Fall alle 15–30 min eine Gabe einer D6 Potenz lutschen lassen.
Bei Besserung die Abstände verlängern bis keine Symptome mehr da sind.

Auch eine prophylaktische Gabe vor Antritt der Reise ist möglich:
Einen Tag vorher mit 3-mal täglich einer Gabe D6 beginnen.
Falls dennoch Symptome auftreten sollten: akut dosieren (siehe oben).

Praktische Tipps für die Beratung in der Offizin:
Bei Übelkeit während der Autofahrt (v.a. bei alleinreisendem Elternteil ohne Beifahrer) empfiehlt es sich, 5 Globuli in die Trinkflasche des Kindes zu geben und das Kind davon in Abständen schluckweise trinken zu lassen.

13 Reiseübelkeit

Petroleum   Petroleum rectificatum   Steinöl

Leitsymptome:
- Übelkeit evtl. mit Erbrechen
- Schwindel, Schwäche
- Leeregefühl im Magen
- kalter Schweiß

Folge von:
- passiver Bewegung

Besser:
- durch Essen

Reiseübelkeit

Dosierung:
Im akuten Fall alle 30 min eine Gabe einer D12 Potenz lutschen lassen.
Bei Besserung die Abstände verlängern, bis keine Symptome mehr da sind.
Auch eine prophylaktische Gabe vor Antritt der Reise ist möglich:
Einen Tag vorher mit 2-mal täglich einer Gabe D12 beginnen.
Falls dennoch Symptome auftreten sollten: akut dosieren (siehe oben).
Eine prophylaktische Gabe ist hier nur sinnvoll, wenn diese Symptome den Eltern bekannt sind und sie sich sicher sind, dass die Übelkeit dem Arzneimittelbild von **Petroleum** entspricht.

Praktische Tipps für die Beratung in der Offizin:
Bei **Petroleum** ist es besonders auffallend, dass Essen die Übelkeit bessert.

Reiseübelkeit

Tabacum   Nicotiana tabacum   Tabak

Leitsymptome:
- sterbensübel
- Frösteln mit kaltem Schweiß, Blässe
- große Schwäche

Folge von:
- passiver Bewegung

Schlimmer:
- Druck (am Bauch)
- Tabakrauch

Besser:
- Entblößen des Bauches
- frische Luft

Reiseübelkeit

Dosierung:

Im akuten Fall alle 15–30 min eine Gabe einer D6 Potenz lutschen lassen.
Bei Besserung die Abstände verlängern, bis keine Symptome mehr da sind.
Auch eine prophylaktische Gabe vor Antritt der Reise ist möglich:
Einen Tag vorher mit 3-mal täglich einer Gabe D6 beginnen.
Falls dennoch Symptome auftreten sollten: akut dosieren (siehe oben).
Eine prophylaktische Gabe ist nur dann sinnvoll, wenn die Symptome immer die gleichen sind und dem Arzneibild Tabacum entsprechen.

Praktische Tipps für die Beratung in der Offizin:
Falls Erbrechen dabei sein sollte, fühlt sich das Kind nach dem Erbrechen sehr erleichtert. Das Symptom „Entblößen des Bauches" ist sehr typisch für Tabacum. Die kalte Luft, die direkt auf die Haut kommt, erleichtert die Beschwerden sehr.

Fragekarte: Schnupfen/Heuschnupfen (1)

A Schnupfen

1. **Handelt es sich um Fließ- oder Stockschnupfen?**
   - Fließschnupfen .... Allium cepa, Arsenicum album, Euphrasia
   - Stockschnupfen .... Sambucus
   - abwechselnd .... Luffa

2. **Wenn es sich um einen Fließschnupfen handelt, ist ein Organ stärker betroffen: Auge oder Nase?**
   - Nase .... Allium cepa
   - Auge .... Euphrasia
   - beides .... Arsenicum album

3. **Wo fühlt sich das Kind wohler?**
   - im Freien .... Allium cepa, Pulsatilla, Luffa
   - im Zimmer .... Arsenicum album

4. **Unterscheidung Luffa und Pulsatilla:**
   - Luffa .... eher weiß-gelbes Sekret, Durst
   - Pulsatilla .... eher gelb-grünes Sekret, kein Durst

Haverland, Homöopathie 2007, S. 131

Fragekarte: Schnupfen/Heuschnupfen (2)

B Heuschnupfen

Folgende Arzneien kommen generell in Frage:
Allium cepa, Arsenicum album, Euphrasia und **Luffa D12**

Zur Abgrenzung werden die Fragen 2. und 3. der Fragekarte Schnupfen sowie die Schlimmer-/Besser-Modalitäten der o.g. Mittel herangezogen.

Hinweise dazu sind auch in den Praktischen Tipps zu finden.

Schnupfen/Heuschnupfen

Allium cepa — Küchenzwiebel

Leitsymptome:
- Fließschnupfen mit Niesreiz
- mildes Augentränen
- scharfes, wässriges, wund machendes Nasensekret

Schlimmer:
- abends
- im warmen Zimmer

Besser:
- an der frischen Luft
- in kühlen Räumen

Schnupfen/Heuschnupfen

Geist-Gemüt-Symptome:
Trägheit, Zerstreutheit, Konzentrationsprobleme. All diese Symptome können zusätzlich auftreten.

Dosierung:
Im akuten Fall stündlich eine Gabe D6. Bei Besserung werden die Abstände verlängert.

Praktische Tipps für die Beratung in der Offizin:
Allium cepa ist meist das erste Mittel beim klaren Fließschnupfen. Bei Heuschnupfen ist es wegen der Verbesserung an der frischen Luft selten angezeigt. Man sollte aber bei der allergischen Rhinitis, die nicht durch Pollen sondern z.B. durch Hausstaubmilben verursacht ist, an **Allium cepa** denken.

Schnupfen/Heuschnupfen

Arsenicum album   Acidum arsenicosum   Weißes Arsenik

Leitsymptome:
- brennendes wässriges Augen- und Nasensekret
- schmerzhaftes Niesen
- eventuell brennender Schmerz in Hals und Kehlkopf
- Frieren

Schlimmer:
- im Freien
- bei Kälte

Besser:
- durch Wärme
- im (warmen) Zimmer

Schnupfen/Heuschnupfen

Geist-Gemüt-Symptome:
Unruhige, ängstliche Kinder, die nicht alleine sein wollen, fordern Wärme und Zuneigung. Eventuell auch besorgt um ihren Gesundheitszustand.

Dosierung:
Im akuten Fall stündlich eine Gabe D12. Bei Besserung werden die Abstände verlängert.

Praktische Tipps für die Beratung in der Offizin:
Hier ist das Wärmebedürfnis des Kindes auffallend. Die Leitsymptome sind **Allium cepa** sehr ähnlich. Der große Unterschied kann erst durch die Modalitäten hinterfragt werden.
Aus der Verschlechterung im Freien ergibt sich als Indikation für **Arsenicum album** der klassische Heuschnupfen mit vorrangiger Nasensymptomatik (vergleiche auch **Allium cepa** und **Euphrasia**).

Schnupfen/Heuschnupfen

Euphrasia Euphrasia officinalis Augentrost

Leitsymptome:
- milder Fließschnupfen
- starke Bindehautreizung/-entzündung
- scharfe Tränen, geschwollene Augen
- sehr lichtempfindlich mit häufigem Blinzeln

Schlimmer:
- morgens
- beim Lesen

Besser:
- durch Tränenfluss
- im Dunkeln

Haverland, Homöopathie 2007, S. 139

Schnupfen/Heuschnupfen

Dosierung:
Im akuten Fall stündlich eine Gabe D6. Bei Besserung werden die Abstände verlängert.

Praktische Tipps für die Beratung in der Offizin:
Euphrasia ist definiert durch die starke Augensymptomatik. Wenn die Symptomatik passt, ist es auch ein sehr gutes Mittel bei Heuschnupfen. Es ist immer das Mittel der Wahl bei akuter Bindehautentzündung, die auch von schleimigem Sekret begleitet werden kann. Unterstützend kann man hier die passenden Augentropfen empfehlen, eine Heilung wird aber auch nur mit der Gabe der Globuli angeregt.

Schnupfen/Heuschnupfen

Luffa   Luffa operculata   Schwammgurke

Leitsymptome:
- Stockschnupfen abwechselnd mit Fließschnupfen
- dickes, schleimiges Sekret
- Kopfschmerzen und Müdigkeit
- Durst
- Neigung zu Nasennebenhöhlenentzündungen

Schlimmer:
- warme, trockene Zimmerluft

Besser:
- im Freien
- feuchte Luft

Schnupfen/Heuschnupfen

Dosierung:
Im akuten Fall stündlich eine Gabe D6. Bei Besserung werden die Abstände verlängert.

Praktische Tipps für die Beratung in der Offizin:
Luffa hat eine sekretregulierende Wirkung, je nachdem welche Potenz eingesetzt wird:

- **D4** ist angezeigt beim chronischen, trockenen Schnupfen mit Borkenbildung (bei Erwachsenen oft Folge von dauerhafter Verwendung abschwellender Nasensprays). Der Sekretfluss wird gefördert.
- **D6** wird bei umseitig genannter Symptomatik eingesetzt.
- **D12** ist das Mittel der Wahl beim klaren Fließschnupfen oder Heuschnupfen (ohne Augenbeteiligung), um eine Verminderung des Sekretflusses zu erreichen.

Schnupfen

Pulsatilla — Pulsatilla pratensis — Wiesenküchenschelle

Leitsymptome:
- dicke, gelbgrüne Schleimhautabsonderungen
- Wechsel zwischen Fließ- und Stockschnupfen
- mal das rechte Nasenloch verstopft, dann das linke
- wenig Durst

Schlimmer:
- in warmen Räumen

Besser:
- an der frischen Luft

Schnupfen

Geist-Gemüt-Symptome:
Das Kind ist weinerlich, anhänglich, kuschelig. Möchte getröstet und umsorgt werden. Oft sind auch Stimmungsschwankungen von fröhlich zu traurig, Weinen und Lachen typisch.

Dosierung:
Im akuten Fall stündlich eine Gabe D6. Bei Besserung werden die Abstände verlängert.

Praktische Tipps für die Beratung in der Offizin:
Auffallend bei **Pulsatilla** ist die deutliche Besserung an der frischen Luft. Hier fühlt sich das Kind wohl und kann gut durch die Nase atmen. Sobald das Kind einen warmen Raum betritt, kann sich dies schnell ändern.
Pulsatilla-Kinder decken sich gerne nachts ab, sie haben eine Vorliebe für kühle und frische Luft.
Typisch ist auch der ständige Wechsel der Symptome: mal ist es rechts schlimmer, mal links, mal fließt das Sekret, mal stockt es.

Schnupfen

Sambucus   Sambucus nigra   Schwarzer Holunder

Leitsymptome:
- Stockschnupfen bei Säuglingen
- Säugling schnieft beim Trinken
- Schnupfen behindert das Trinken
- eventuell nächtliches Erwachen mit Hustenanfällen bei verstopfter Nase

Schnupfen

Dosierung:
Im akuten Fall halbstündlich eine Gabe D3. Bei Besserung werden die Abstände verlängert.

Praktische Tipps für die Beratung in der Offizin:
Dieses Mittel ist ein hervorragendes Mittel für den typischen Säuglingsschnupfen, der Probleme beim Trinken an Brust oder Flasche macht. Säuglinge können normalerweise gleichzeitig saugen und durch die Nase atmen. Dies ist verhindert, wenn Sekret und eine geschwollene Nasenschleimhaut die Nase verstopfen. **Sambucus** schafft hier schnell Abhilfe.

Fragekarte: Übelkeit/Erbrechen

Besteht Übelkeit und Erbrechen nach einer Kopfverletzung oder nach einer Vergiftung muss dies natürlich genauso ärztlich abgeklärt werden wie lang anhaltendes Erbrechen.

1. **Gibt es eine Ursache für die Übelkeit/das Erbrechen?**
    - Kindergeburtstag/Durcheinanderessen .... Pulsatilla
    - zu viel Essen .... Nux vomica
    - verdorbene Nahrung .... Arsenicum album
    - Magen-Darm-Virus .... Arsenicum album

2. **Erleichtert das Erbrechen?**
    - nein .... Ipecacuanha
    - ja .... Arsenicum album, Pulatilla

3. **Möchte das Kind Erbrechen und kann nicht?**
    - ja .... Nux vomica

4. **Durstverhalten?**
    - viel Durst, aber kleine Schlucke .... Arsenicum album
    - kein Durst .... Pulsatilla

5. **Wann fühlt sich das Kind wohler?**
    - im Haus .... Arsenicum album
    - an der frischen Luft .... Pulsatilla

Haverland, Homöopathie 2007, S. 147

Übelkeit/Erbrechen

Arsenicum album   Acidum arsenicosum   Weißes Arsenik

Leitsymptome:
- anhaltendes Erbrechen
- brennendes Gefühl im Magen
- Durst auf kleine Schlucke kalter Flüssigkeit
- ängstliche Unruhe, Schwäche, Frieren
- Zunge meist mit Belag

Folge von:
- verdorbener Nahrung
- Eis, Obst

Besser:
- Wärme

Übelkeit/Erbrechen

Dosierung:

Im akuten Fall alle 15–30 min eine Gabe einer D12 Potenz lutschen lassen.
Bei Besserung die Abstände verlängern bis keine Symptome mehr da sind.

Praktische Tipps für die Beratung in der Offizin:
Da das Kind ohnehin viel Durst auf kleine Mengen Wasser hat, kann man auch 5 Globuli in ¼ l Wasser lösen und diese Lösung dem Kind ans Bett stellen, mit der Bitte, öfter davon einen Schluck zu nehmen.
Auch wenn der typische brennende Schmerz oder andere typische Leitsymptome nicht vorhanden sein sollten, ist **Arsenicum album** immer das Mittel der Wahl bei Übelkeit/Erbrechen als Folge von Genuss verdorbener Nahrung.

Übelkeit/Erbrechen

Ipecacuanha   Cephaelis ipecacuanha   Brechwurzel

Leitsymptome:
- dauernde Übelkeit mit Erbrechen
- Erbrechen ohne Erleichterung
- Hals wie zugeschnürt, Zunge ist ohne Belag

Schlimmer:
- Bewegung, Bücken
- Essen

Besser:
- Ruhe

Übelkeit/Erbrechen

Dosierung:
Im akuten Fall alle 15–30 min eine Gabe einer D6 Potenz lutschen lassen.
Bei Besserung die Abstände verlängern bis keine Symptome mehr da sind.

Übelkeit/Erbrechen

Nux vomica   Strychnos nux vomica   Brechnuss

Leitsymptome:
- würgen, ohne richtig erbrechen zu können
- Bauchkrämpfe
- Gefühl eines Steines im Magen
- reizbares Verhalten

Folge von:
- schwerem Essen
- Medikamentenunverträglichkeit

Schlimmer:
- morgens

Besser:
- am Abend
- nach kurzem Schlaf
- Wärme

Übelkeit/Erbrechen

Geist-Gemüt-Symptome:
Das reizbare Verhalten ist sehr typisch für alle **Nux vomica**-Erkrankungen. Das Kind ist unzufrieden, nörgelig und meist werden seine Beschwerden durch weiteren Ärger und Zorn noch schlimmer.

Dosierung:
Im akuten Fall alle 15–30 min eine Gabe einer D6 Potenz lutschen lassen. Bei Besserung die Abstände verlängern bis keine Symptome mehr da sind.

Praktische Tipps für die Beratung in der Offizin:
Auch wenn die Geist-Gemüt-Lage nicht zu dem Patienten passen sollte, aber die Krämpfe im Vordergrund stehen, ist **Nux vomica** das richtige Mittel. Es ist in jedem Fall das geeignete Mittel bei Beschwerden nach Überessen (im Gegensatz zum Durcheinanderessen: **Pulsatilla**).

Übelkeit/Erbrechen

Pulsatilla   Pulsatilla pratensis   Wiesenküchenschelle

Leitsymptome:
- aufstoßen, erbrechen lange nach dem Essen
- trockener Mund, Durstlosigkeit
- Übelkeit am Morgen vor der Schule
- wenig Durst

Folge von:
- fettem Essen, Kuchen, Eis
- Durcheinanderessen (Kindergeburtstag!)

Schlimmer:
- warme, stickige Räume

Besser:
- an der frischen Luft

Haverland, Homöopathie 2007, S. 155

Übelkeit/Erbrechen

Geist-Gemüt-Symptome:
Pulsatilla-Kinder sind in ihrer Erkrankung meist anhänglich, trostbedürftig und kuschelig.

Dosierung:
Im akuten Fall alle 15–30 min eine Gabe einer D6 Potenz lutschen lassen.
Bei Besserung die Abstände verlängern bis keine Symptome mehr da sind.

Praktische Tipps für die Beratung in der Offizin:
Bei Übelkeit am Morgen (vor dem Weg zur Schule/Kindergarten) mit wenig aussagekräftigen Symptomen ist **Pulsatilla** das Mittel der Wahl. Hier kommt die Geist-Gemüt-Ebene sehr zum Tragen: Das Kind ist anhänglich, möchte lieber zu Hause bleiben bei Mutter oder Vater. Hier 1–2 Gaben am Morgen und 5 Globuli in die Trinkflasche für den Vormittag geben.

Fragekarte: Verbrennung/Sonnenbrand/Sonnenstich

Bei schweren großflächigen Verbrennungen oder Verbrühungen ist eine ärztliche Untersuchung selbstverständlich Pflicht.

1. Wie sieht das Hautbild aus?
- rot mit Blasenbildung .... Cantharis
- knallrot/tomatenrot, keine Blasen .... Belladonna
- blassrot, geschwollen .... Apis

2. Wie ist die Schmerzcharakteristik?
- brennend, klopfend .... Belladonna
- brennend, stechend .... Apis
- brennend, starke Schmerzen .... Cantharis

Bei Sonnenstich:

Gibt es Begleitumstände?
- Kopfschmerzen, roter Kopf .... Belladonna
- evtl. Übelkeit, blasser Kopf .... Apis

Haverland, Homöopathie 2007, S. 157

Verbrennung/Sonnenbrand/Sonnenstich

Apis — Apis mellifica — Honigbiene

Leitsymptome:
- blassrote, geschwollene, glänzende Haut
- brennende, stechende Schmerzen
- berührungsempfindlich
- Sonnenstich, Sonnenbrand

Besser:
- kalte Anwendungen (kaltes Wasser)

Verbrennung/Sonnenbrand/Sonnenstich

Dosierung:
Im akuten Fall alle 10 min eine Gabe D6 bis zur Besserung. Bei Sonnenstich oder Sonnenbrand stündlich eine Gabe bis zur Besserung, die nach spätestens 6–8 Stunden eintreten muss, sonst ärztlich abklären lassen.

Praktische Tipps für die Beratung in der Offizin:
Bei **Apis** ist das Leitsymptom die blassrote Färbung der Haut im Gegensatz zu **Belladonna** mit einer knallroten oder tomatenroten Färbung.
Auffallend ist hier die massive Verbesserung bei kalter Anwendung, daher ist die äußerliche Anwendung einer wässrigen Lösung aus 5 Globuli **Apis** sinnvoll. Eine damit getränkte Kompresse oder ein Tuch auf die betroffene Stelle aufgelegt unterstützt die Heilung.

Verbrennung/Sonnenbrand/Sonnenstich

Belladonna   Atropa belladonna   Tollkirsche

Leitsymptome:
- glühende, knallrote Haut
- brennende, klopfende Schmerzen
- extrem berührungsempfindlich
- Sonnenstich, Sonnenbrand

Folge von:
- zu viel Sonne

Schlimmer:
- Berührung

Verbrennung/Sonnenbrand/Sonnenstich

Dosierung:
Im akuten Fall alle 10 min eine Gabe D6 bis zur Besserung. Bei Sonnenstich oder Sonnenbrand stündlich eine Gabe bis zur Besserung, die nach spätestens 6–8 Stunden eintreten muss, sonst ärztlich abklären lassen.

Praktische Tipps für die Beratung in der Offizin:
Belladonna ist ein sehr gutes Mittel auch bei Sonnenstich, wenn die Kinder zu lange und/oder ohne Kopfbedeckung in der Sonne gespielt haben. Am Abend schon klagen sie über Kopfschmerzen, haben einen knallroten Kopf, fühlen sich matt und wollen ihre Ruhe haben.

Verbrennung/Sonnenbrand/Sonnenstich

Cantharis Lytta vesicatoria Spanische Fliege

Leitsymptome:
- bei jeglicher Verbrennung und Verbrühung mit Blasenbildung
- starke brennende Schmerzen

Verbrennung/Sonnenbrand/Sonnenstich

Dosierung:
Im akuten Fall alle 10 min eine Gabe D6 bis zur Besserung.

Praktische Tipps für die Beratung in der Offizin:
Hier sollte man auch an eine Gabe **Aconitum** (siehe akute Verletzungen) denken, um dem Kind die Angst und den Schock zu nehmen. Zusätzlich kann man auch 5 Globuli **Cantharis** in wenig Wasser lösen, ein Tuch oder eine Kompresse damit tränken und auf die betroffene Stelle legen.
Cantharis hat einen Bezug zu den Stichpunkten „Blase" und „Brennen". Daher kann es auch bei der akuten Blasenentzündung mit Brennschmerz eingesetzt werden.

Fragekarte: Verletzungen, akute

Verletzungen, die über die normalen alltäglichen Situationen hinaus gehen, die also verbunden sind mit massiven Blutverlusten, Angstzuständen, Bewusstlosigkeit, Kopfverletzungen usw. müssen selbstverständlich ärztlich abgeklärt und untersucht worden sein, bevor Homöopathika in der Selbstmedikation angewandt werden.

1. Um welche Art von Verletzungen handelt es sich?
- ► stumpfe Verletzung .... Arnica
- ► Nervenverletzung .... Hypericum
- ► Stich-, Bissverletzung .... Ledum
- ► Schürfwunden .... Calendula

2. Gab es durch die Verletzung eine Art „Schocksituation"?
- ► ja .... Aconitum

Haverland, Homöopathie 2007, S. 165

Verletzungen, akute

Aconitum   Aconitum napellus   Blauer Eisenhut

Leitsymptome:

- Verletzungsschock mit Zittern, Angst, Unruhe, Frieren, Apathie
- Schock, Panik
- heftige Schmerzen
- Verletzung durch Fremdkörper
- bei Nasenbluten
- vor einem Arztbesuch (Panik, Angst, Unruhe)

Folge von:
- Unfall
- Verletzung

Verletzungen, akute

Geist-Gemüt-Symptome:
Angst und Unruhe sind hier die großen Leitsymptome bei den Kindern und den beteiligten Erwachsenen. Bitte nicht nur den Verletzten behandeln sondern auch die Eltern etc., die mindestens genauso große Ängste ausstehen wie das verletzte Kind, aber noch handlungsfähig bleiben müssen!

Dosierung:
eine Gabe C30 oder alle 5–10 min eine Gabe D6 bis die Angstsymptome deutlich nachlassen.

Praktische Tipps für die Beratung in der Offizin:
Aconitum kann man mit den Notfalltropfen aus der Bachblütentherapie vergleichen. Es kann auch bei Angst- und Panikanfällen vor Arzt- und Zahnarztbesuchen gegeben werden.

Verletzungen, akute

Arnica   Arnica montana   Bergwohlverleih

Hauptmittel bei Verletzungen jeglicher Art

Leitsymptome:
- Verrenkungen, Quetschungen, Blutergüsse
- stumpfe Verletzungen
- bei Muskelkater

Wirkung von Arnica:
- fördert die Resorption von Schwellungen und Blutergüssen
- wirkt blutstillend
- beschleunigt die Wundheilung

Verletzungen, akute

Dosierung:
Im akuten Fall alle 5–10 min eine Gabe D6. Bei Besserung (Kind beruhigt sich nach dem Sturz, geht wieder spielen o. ä.) noch 3-mal täglich weitergeben, falls der Heilungsverlauf es erfordert.

Praktische Tipps für die Beratung in der Offizin:
Arnica ist das Mittel, welches bei keiner Verletzung fehlen darf und auch in Kombination mit anderen akuten Verletzungsmitteln eingesetzt werden kann. Wenn trotz der Gabe von **Arnica** bei akuten Verletzungen die Beschwerden nach ca. drei Tagen nicht merklich besser geworden sind, kann man als Folgemittel **Ruta** geben.

Verletzungen, akute

Calendula — Calendula officinalis — Ringelblume

Leitsymptome:
- Schürfwunden
- Risswunden, Wundheilungsstörungen
- Wundbereich neigt zu Entzündung und Eiterungen

Verletzungen, akute

Dosierung:
Im akuten Fall stündlich eine Gabe D6. Bei Besserung werden die Abstände verlängert.

Praktische Tipps für die Beratung in der Offizin:
Calendula ist ein ausgezeichnetes Wundheilmittel. Unterstützend kann auch eine Calendula-haltige Salbe eingesetzt werden. Oft möchte man aber auf Schürfwunden keine Salbe auftragen, und so ist die innerliche Behandlung mit Globuli eine willkommene Therapieform.

Verletzungen, akute

Hypericum — Hypericum perforatum — Johanniskraut

Wichtigstes Mittel bei allen Nervenverletzungen

Leitsymptome:
- ziehende, schießende Schmerzen
- Nervenschmerzen nach Verletzungen
- Operationen, Zahnextraktionen
- Quetschungen der Finger und Zehen
- Ischias-, Steißbeinverletzungen
- Taubheitsgefühl und Missempfinden

Verletzungen, akute

Dosierung:

Im akuten Fall halbstündlich eine Gabe D6. Bei Besserung die Abstände verlängern.

Praktische Tipps für die Beratung in der Offizin:
Hypericum kann im akuten Fall sehr gut im halbstündlichen Wechsel mit **Arnica** gegeben werden. Auch hier gilt: Wenn die Beschwerden besser werden, die Abstände der Gaben verlängern, also nur noch 3–5-mal täglich im Wechsel geben.

Verletzungen, akute

Ledum   Ledum palustre   Sumpfporst

Leitsymptome:
- punktförmige Verletzungen
- Tierbisse
- Menschenbisse
- Verletzung mit scharfen Instrumenten (Nadeln)
- Verletzung durch Splitter
- Blutergüsse, blaues Auge (Folgemittel von **Arnica**)

Schlimmer:
- Wärme

Besser:
- Kälte

Verletzungen, akute

Dosierung:
Im akuten Fall halbstündlich eine Gabe D6 bis zur Besserung.

Praktische Tipps für die Beratung in der Offizin:
Ledum hat meist ein Kältegefühl in den betroffenen Körperteilen. Trotzdem wird Kälte als angenehm und Wärme als unangenehm empfunden.
Bei allen Stich- und Bisswunden mit Gefahr der Infektion ist **Ledum** ein wunderbares Mittel, ebenso als Folgemittel von **Arnica** bei Blutergüssen. Beim blauen Auge kann es sofort in Kombination mit **Arnica** eingesetzt werden (halbstündlich im Wechsel).
Selbstverständlich ist auch bei Biss- und Stichwunden die anfängliche Kombination mit **Arnica** angezeigt.

Fragekarte: Verstopfung

1. **Besteht Stuhldrang?**
   - ja ....Nux vomica, Lycopodium
   - nein ....Opium, Silicea

2. **Gibt es eine Ursache für die Verstopfung?**
   - Operation, Schreck ....Opium
   - zu viel Essen, auf Reisen ....Nux vomica

3. **Weitere Besonderheiten?**
   - Blähungen dabei ....Lycopodium
   - Probleme mit fremder Toilette ....Lycopodium
   - sitzt ewig auf der Toilette .... Nux vomica, Silicea
   - Stuhl kommt, schlupft aber wieder zurück ....Silicea

Bei chronischer Verstopfung von Kindern, wenn keine andere Arznei passend ist, kann man auch an **Alumina D12** denken, 3-mal täglich eine Gabe für 2–3 Wochen oder bis zur Normalisierung des Stuhlganges.

Haverland, Homöopathie 2007, S. 177

Verstopfung

Lycopodium   Lycopodium clavatum   Bärlapp

Leitsymptome:
- Blähungen und Bauchkoliken
- viele Darmgeräusche
- vergeblicher Stuhldrang

Folge von:
- fremder Toilette

Schlimmer:
- beengende Kleidung

Verstopfung

Geist-Gemüt-Symptome:
Hier steht die Abneigung vor der fremden Toilette im Mittelpunkt. Die Kinder können nur zu Hause gehen, verweigern selbst bei der Nachbarin oder der Großmutter den Gang zur Toilette.

Dosierung:
3-mal täglich eine Gabe D6 für 2–3 Wochen oder bis zur Normalisierung des Stuhlganges.
Akute Verstopfung mit Blähungen: alle 60 min eine Gabe bis zum Stuhlabgang (max. 12-mal täglich). Wenn der Erfolg ausbleibt → neues Mittel heraussuchen.

Praktische Tipps für die Beratung in der Offizin:
Auch bei einer Verstopfung mit reichlichen Blähungen ist Lycopodium angezeigt. Eventuell hat das Kind auch Heißhunger auf Süßigkeiten. Es isst gerne, aber nach wenigen Bissen ist es satt und hat dann bald wieder Hunger.

Verstopfung

Nux vomica Strychnos nux vomica Brechnuss

Leitsymptome:
- krampfartige Verstopfung
- vergeblicher Stuhlgang mit ungenügender Entleerung
- Gefühl „nicht fertig zu sein"
- Stuhl ist kleinkugelig, hart und dunkel

Folge von:
- schwerem Essen
- Medikamenten
- auf Reisen

Verstopfung

Geist-Gemüt-Symptome:
Das Kind kann gereiztes Verhalten zeigen.
Nux vomica ist auch für die Kinder angezeigt, die ewig auf der Toilette sitzen, sich sehr quälen und eben „nie fertig werden".

Dosierung:
3-mal täglich eine Gabe D6 für 2–3 Wochen oder bis zur Normalisierung des Stuhlganges.
Akute krampfartige Verstopfung: alle 60 min eine Gabe bis zum Stuhlabgang (max. 12-mal täglich). Wenn der Erfolg ausbleibt → neues Mittel heraussuchen.

Praktische Tipps für die Beratung in der Offizin:
Nux vomica ist auch dann das Mittel der Wahl, wenn das Kind normalerweise nie Probleme hat, auf die Toilette zu gehen, aber im Urlaub unter Verstopfung leidet.

Verstopfung

Opium — Papaver somniferum — Milchsaft des Schlafmohns

Leitsymptome:
- lähmungsartige Verstopfung
- tagelang kein Stuhldrang
- Untätigkeit des Darms
- kleiner, knotiger Stuhl – wie Schafkot

Folge von:
- Schreck
- Narkose
- Operation

Verstopfung

Dosierung:
2-mal täglich eine Gabe D12 für 2–3 Wochen oder bis zur Normalisierung des Stuhlganges.

Praktische Tipps für die Beratung in der Offizin:
Hier steht die Ursache „Schreck" im Mittelpunkt, die erst durch Fragen im Beratungsgespräch herausgefunden werden muss. Daher immer fragen, seit wann die Obstipation besteht und ob zu diesem Zeitpunkt irgendwelche Ereignisse stattgefunden haben, die auf Opium als geeignete Arznei schließen lassen.

Verstopfung

Silicea Acidum silicicum Kieselsäure

Leitsymptome:
- Stuhl kann trocken und hart, aber auch weich sein
- Entleerung nur unter großer Mühe und Anstrengung
- Stuhl schlüpft wieder zurück, sobald er halb draußen ist
- wunder After mit Fissuren
- Gefühl: „alles ist wie zusammengeschnürt"

Verstopfung

Geist-Gemüt-Symptome:
Die Kinder leiden meist unter mangelndem Selbstwertgefühl. Sie fühlen sich unsicher und sind überempfindlich und außerdem sehr kälteempfindlich.

Dosierung:
2-mal täglich eine Gabe D12 für 2–3 Wochen oder bis zur Normalisierung des Stuhlganges.

Fragekarte: Wunden, eiternde

1. **Besteht die Wunde schon lange?**
   - ▶ ja .... Silicea
   - ▶ nein .... Hepar sulfuris

2. **Ist die Eiterbildung vorwiegend unter der Haut?**
   - ▶ ja (Fistelbildung) .... Silicea
   - ▶ nein, eher eine deutliche Eiterbildung
     (Pickel, Abszesse, Furunkel) .... Hepar sulfuris

3. **Ist ein Fremdkörper in der Wunde?**
   - ▶ ja .... Silicea
   - ▶ nein .... Hepar sulfuris

4. **Handelt es sich um eine Nagelbettentzündung?**
   - ▶ ja .... Silicea

Haverland, Homöopathie 2007, S. 187

Wunden, eiternde

Hepar sulfuris Calcium sulfuratum Hahnemanni Kalkschwefelleber

Leitsymptome:
- Wunden mit Eiterbildung
- Splitterschmerz
- stechender Schmerz
- rissige, ungesunde Haut
- heiße, berührungsempfindliche Eiterbeule

Schlimmer:
- Kälte
- Berührung

Besser:
- feuchte Wärme

Wunden, eiternde

Dosierung:
Im akuten Fall 5-mal täglich eine Gabe D12 bis zur Besserung.

Praktische Tipps für die Beratung in der Offizin:
Bei **Hepar sulfuris** ist die Potenzwahl wichtig, da ab der Potenz D10 die Eiterung gestoppt bzw. verhütet wird. Niedrigere Potenzen können Eiterungen zum Reifen bringen, was meist mit Erhöhung der Beschwerden einhergeht. Daher ist **Hepar sulfuris** z.B. bei Mittelohrentzündung in der Selbstmedikation auch kontraindiziert. Richtig eingesetzt nach ärztlicher Rücksprache, kann es selbstverständlich bei Mittelohrentzündung helfen.

Wunden, eiternde

Silicea Acidum silicicum Kieselsäure

Leitsymptome:
- Nagelbettentzündung
- Eiterungen, die sich langsam entwickeln
- schlechte Wundheilung, lang anhaltende Wunden
- zum Austreiben von kleinen Fremdkörpern (Dornen, Splitter, Glas)

Schlimmer:
- Kälte

Besser:
- Wärme

Haverland, Homöopathie 2007, S. 191

Wunden, eiternde

Dosierung:
Im akuten Fall 5-mal täglich eine Gabe D12 bis zur Besserung.

Praktische Tipps für die Beratung in der Offizin:
Silicea ist das Mittel der Wahl bei abgekapselten Eiterungen und eitrigen Entzündungen unter der Haut.
Die Kinder neigen zur Eiterbildung. Jede kleine Wunde eitert schnell und heilt sehr langsam.
Unterstützend kann man hier auch die Biochemische Salbe Nr. 11 zur äußerlichen Anwendung empfehlen, z.B. als Salbenpflaster über Nacht.

Fragekarte: Zahnungsbeschwerden, akute

1. **Schreit das Kind viel?**
   - ▶ ja ....Belladonna, Chamomilla, Magnesium phosphoricum
   - ▶ nein, eher wimmern .... Pulsatilla

2. **Veränderte Gesichtsfarbe?**
   - ▶ eher rotes Gesicht .... Belladonna
   - ▶ eine Seite rot, andere blass .... Chamomilla

3. **Wie lässt sich das Kind beruhigen?**
   - ▶ wenn es auf etwas herumkauen kann .... Magnesium phosphoricum
   - ▶ wenn es herumgetragen wird .... Chamomilla
   - ▶ wenn es an der frischen Luft ist .... Pulsatilla

4. **Wie kann man die Stimmungslage des Kindes beschreiben?**
   - ▶ zornig, wütend, mit nichts zufrieden .... Chamomilla
   - ▶ plötzliche Schmerzen mit Unruhe .... Belladonna
   - ▶ kuschelbedürftig, anhänglich, trostbedürftig .... Pulsatilla

5. **Gibt es Begleiterscheinungen?**
   - ▶ Durchfall .... Chamomilla
   - ▶ geschwollenes Zahnfleisch .... Belladonna
   - ▶ gerötete Bindehaut .... Belladonna
   - ▶ Blähungen, Koliken .... Magnesium phosphoricum

Haverland, Homöopathie 2007, S. 193

Zahnungsbeschwerden, akute

Belladonna Atropa belladonna Tollkirsche

Leitsymptome:
- rotes, heißes Gesicht
- Hände und Füße kalt
- Schmerzen kommen und gehen plötzlich
- Zahnfleisch geschwollen und knallrot
- gerötete Bindhaut
- Kind schreit, ist unruhig, mit wenig Durst

Schlimmer:
- nachmittags
- abends

Zahnungsbeschwerden, akute

Geist-Gemüt-Symptome:
Auch bei **Belladonna** schreit das Kind sehr viel und ist unruhig (siehe **Chamomilla**). Es ist jedoch wesentlich weniger gereizt und zornig.

Dosierung:
Im akuten Fall alle 10 min eine Gabe D6 bis zur Besserung.

Praktische Tipps für die Beratung in der Offizin:
Auffallend sind hier das geschwollene Zahnfleisch und die gerötete Bindehaut. Die Kinder schreien oft sehr plötzlich auf. Dann kann wieder eine Weile Ruhe sein, bis erneut ein plötzlicher Schmerzanfall kommt.

Zahnungsbeschwerden, akute

Chamomilla   Matricaria chamomilla   Kamille

Leitsymptome:
- unerträgliche Schmerzen
- wütendes, aggressives Kind
- wirft sich herum, will getragen werden
- betroffene Seite rot und heiß, andere blass und kalt
- oft begleitet von Durchfall (grün – übelriechend – wund machend)

Folge von:
- Zahnung

Schlimmer:
- nachts (vor allem zwischen 21–24 Uhr)
- Wärme

Besser:
- lokale Wärme
- Umhertragen

Zahnungsbeschwerden, akute

Geist-Gemüt-Symptome:
Den **Chamomilla**-Kindern kann man in ihrem Schmerz nichts recht machen. Sie können den Schmerz kaum ertragen und lassen sich nur durch ständiges Herumtragen beruhigen.

Dosierung:
Im akuten Fall alle 10 min eine Gabe D6 bis zur Besserung.

Praktische Tipps für die Beratung in der Offizin:
Lokale Wärme, das heißt eine warme Hand auf der betroffenen Wange oder ein Kirschkernkissen empfinden die Kinder als angenehm. Ansonsten mögen sie aber nicht gerne warm zugedeckt sein und bevorzugen kühle Räume.

Zahnungsbeschwerden, akute

Magnesium phosphoricum   Magnesiumphosphat

Leitsymptome:
- blitzartig einschießende Schmerzen
- Verlangen, auf Dingen herumzukauen
- begleitet von Blähungen und/oder Koliken

Schlimmer:
- nachts
- leichte Berührung des Zahnfleisches

Besser:
- Druck (z.B. Beißring, Karotte)

Zahnungsbeschwerden, akute

Dosierung:
Im akuten Fall alle 10 min eine Gabe D12 bis zur Besserung.

Praktische Tipps für die Beratung in der Offizin:
Hier steht die Besserung durch Druck im Vordergrund. Das Kind lässt sich schnell beruhigen, wenn es die Möglichkeit hat, auf irgendetwas Festem herumzukauen. Auch wenn Bauchkrämpfe und Blähungen die Beschwerden begleiten, welche sich durch Druck und Wärme (Wärmflasche auf den Bauch legen) bessern, ist **Magnesium phosphoricum** die richtige Arznei.

Zahnungsbeschwerden, akute

Pulsatilla   Pulsatilla pratensis   Wiesenküchenschelle

Leitsymptome:
- sehr anhänglich und trostbedürftig
- das Kind klagt und weint
- trockener Mund, Durstlosigkeit

Schlimmer:
- Bettwärme
- warme, stickige Räume

Besser:
- an der frischen Luft

Zahnungsbeschwerden, akute

Geist-Gemüt-Symptome:
Die Modalitäten sind denen von **Chamomilla** sehr ähnlich, aber durch die Stimmungslage der Kinder kann man die beiden Arzneien sehr gut voneinander unterscheiden. **Pulsatilla** zeigt ein anhängliches, kuscheliges Wesen, das unbedingt die Nähe zur Bezugsperson sucht. Es wird nicht laut und zornig aufschreien, sondern eher leise vor sich hinwimmern.

Dosierung:
Im akuten Fall alle 10 min eine Gabe D6 bis zur Besserung.

Praktische Tipps für die Beratung in der Offizin:
Bei **Pulsatilla** ist die Besserung an der frischen Luft noch auffallender als bei **Chamomilla**. Sobald die Kinder im Kinderwagen spazieren gefahren werden, beruhigen sie sich sehr schnell. Doch die Ruhe hat oft ein Ende, wenn das warme Zimmer wieder betreten wird.

21 Fragekarte: Zahnen, verspätetes

Hier steht die Konstitution im Vordergrund, die sich aus Vorlieben, Abneigungen und Aussehen des Kindes ergibt. Natürlich ist in der Apotheke weder die Zeit noch die fachliche Ausbildung für eine Konstitutionsbehandlung vorhanden. Die beiden vorliegenden Arzneien können aber durch wenige gezielte Fragen gut voneinander unterschieden werden und sind in der empfohlenen Potenz auch in der Offizinberatung gut einzusetzen.

1. **Wie sieht das Kind aus?**
   - ▶ rundlich, großer Kopf .... Calcium carbonicum
   - ▶ schlank, zart .... Calcium phosphoricum

2. **Wie beschreibt die Mutter sein Verhalten?**
   - ▶ ruhig, gemütlich, pflegeleicht, faul .... Calcium carbonicum
   - ▶ lebhaft, zappelig .... Calcium phosphoricum

3. **Kann man Nahrungsvorlieben feststellen?**
   Sicher eher bei älteren Kindern möglich, die Probleme mit den Backenzähnen oder den bleibenden Zähnen haben.
   - ▶ Eier- und Mehlspeisen .... Calcium carbonicum
   - ▶ herzhaftes, gut gewürztes Essen .... Calcium phosphoricum

Haverland, Homöopathie 2007, S. 203

Zahnen, verspätetes

Calcium carbonicum — Calciumcarbonat

Leitsymptome:
- verspätetes Zahnen
- Beschwerden beim Zahnen

Konstitution:
- korpulente Kinder mit großem Kopf
- nächtliches Schwitzen am Hinterkopf
- Verlangen nach Unverdaulichem („isst" gerne Steine, Sand, Erde)
- Milchunverträglichkeit
- Verlangen nach Eier- und Mehlspeisen

Zahnen, verspätetes

Geist-Gemüt-Symptome:
Bei dieser Arznei steht die Konstitution im Vordergrund. **Calcium carbonicum**-Kinder sind gemütliche, rundliche, pflegeleichte Kinder. Sie sind auch auf anderen Gebieten oft Spätentwickler, z.B. beim Laufen oder Sprechen lernen.

Dosierung:
2-mal täglich eine Gabe D12 für 3–6 Wochen. Falls sich die Beschwerden bessern, kann man die Globuli natürlich schon vorher absetzen.

Zahnen, verspätetes

Calcium phosphoricum — Calciumphosphat

Leitsymptome:
- verspätetes Zahnen
- Beschwerden beim Zahnen

Konstitution:
- lebhafte, schlanke, zappelige Kinder
- kalte Extremitäten
- Verlangen nach herzhaftem Essen (z.B. Wurst)
- schwache Verdauung
- häufig Durchfälle und Bauchkoliken

Zahnen, verspätetes

Geist-Gemüt-Symptome:
Hier steht die Konstitution im Vordergrund. **Calcium phosphoricum**-Kinder sind schlank, dünn und zart. Sie wirken blass und blutarm mit Neigung zu wiederholten Infekten durch eine geschwächte Immunlage. Jeder Wachstumsschub geht bei ihnen mit Problemen einher.

Dosierung:
2-mal täglich eine Gabe D12 für 3–6 Wochen. Falls sich die Beschwerden bessern, kann man die Globuli natürlich schon vorher absetzen.

Teil II Homöopathie bei Erkrankungen in Schwangerschaft und Stillzeit

Beratungskarte: Abstillen

Phytolacca — Phytolacca americana — Kermesbeere

Zur Reduzierung des Milchflusses auch in Kombination mit Prolaktinhemmern einsetzbar.

Dosierung:
5-mal täglich eine Gabe **D1** bis die Milchproduktion zurückgeht. Im akuten Fall (Milcheinschuss) kann auch alle 10–15 min eine Gabe gegeben werden.

Lac caninum — Milch der Hündin

Wenn plötzliches Abstillen notwendig ist, z.B. bei Medikamenteneinnahme.

Dosierung:
5-mal täglich eine Gabe D6 bis die Milchproduktion zurückgeht. Im akuten Fall (Milcheinschuss) kann auch alle 10–15 min eine Gabe gegeben werden

Haverland, Homöopathie 2007, S. 211

Beratungskarte: **Abstillen**

Pulsatilla   Pulsatilla pratensis   Wiesenküchenschelle

Wenn plötzliches Abstillen notwendig ist, die Stillende aber damit emotional nicht zurecht kommt. Sehr weinerlich, sehr traurig, sie benötigt Trost und möchte ungern allein sein.

Dosierung:
3-mal täglich eine Gabe D12 bis die Milch weniger wird. Im akuten Fall (Milcheinschuss) kann auch alle 10–15 min eine Gabe gegeben werden.

Praktische Tipps für die Beratung in der Offizin:
Unterstützend soll man 3-mal täglich eine Tasse Salbeitee trinken, da Salbei auch die Milchbildung reduzieren kann.

Haverland, Homöopathie 2007, S. 212

2 Fragekarte: Allergische Reaktionen der Haut

1. **Wie sieht das Hautbild aus?**
   - einzelne kleine Quaddeln oder Pickel mit Sekret gefüllt .... Natrium chloratum, Rhus toxicodendron
   - einzelne kleine Quaddeln oder Pickel ohne Sekret .... Urtica, Nux vomica
   - großflächige, geschwollene Quaddeln .... Apis

2. **Gibt es eine Ursache?**
   - Kälte, Nässe, Infekt .... Rhus toxicodendron
   - Sonne, Hitze .... Urtica, Natrium chloratum
   - Unverträglichkeit von Meeresfrüchten .... Urtica, Natrium chloratum
   - Arzneimittel, Kosmetika .... Nux vomica
   - nein, könnte vieles sein .... Apis, Urtica

3. **Was verschlimmert die Beschwerden?**
   - Wärme, Hitze .... Natrium chloratum, Apis
   - Kälte .... Rhus toxicodendron, Urtica

4. **Was verbessert die Beschwerden?**
   - Wärme .... Nux vomica, Rhus toxicodendron, Urtica
   - kalte Anwendungen .... Apis, Natrium chloratum

Haverland, Homöopathie 2007, S. 213

Allergische Reaktionen der Haut

Apis   Apis mellifica   Honigbiene

Leitsymptome:
- blassrote, teigig geschwollene großflächige Quaddeln
- brennende, stechende Schmerzen mit Juckreiz
- Hitzegefühl der Haut
- Ruhelosigkeit und Bewegungsdrang

Schlimmer:
- Wärme
- Schwitzen
- Berührung

Besser:
- Kälte
- kalte Anwendungen

Allergische Reaktionen der Haut

Geist-Gemüt-Symptome:
Emsig, geschäftig. Arbeiten bessert die Beschwerden, daher auch die Ruhelosigkeit und der Bewegungsdrang.

Dosierung:
Im akuten Fall alle 10 min eine Gabe D6. Bei Besserung werden die Abstände verlängert.

Praktische Tipps für die Beratung in der Offizin:
Apis ist ein bewährtes Mittel bei der akuten Urtikaria und beim Quincke-Ödem mit Anschwellung der Augenlider und der Wangen. Um die Wirkung von **Apis** zu unterstützen, kann man zusätzlich 5 Globuli in wenig Wasser lösen, damit ein Tuch befeuchten und die Stellen benetzen.
Apis ist auch das Mittel der Wahl bei allergischen Reaktionen nach Wespen- oder Bienenstichen, wenn eine homöopathische Therapie möglich und ausreichend ist.

2 Allergische Reaktionen der Haut

Natrium chloratum — Natriumchlorid — Kochsalz

Leitsymptome:
- Hautpickel, gefüllt mit scharfem Sekret
- wunde, juckende Ekzeme mit rotem Hof, entzündlich geschwollen

Folge von:
- Sonne, Hitze
- Essen von Meeresfrüchten
- seelische Konflikte (alter Kummer)

Schlimmer:
- Schwitzen
- Hitze und Überwärmung
- morgens

Besser:
- frische Luft

Allergische Reaktionen der Haut

Geist-Gemüt-Symptome:
Verschlossene, introvertierte, nachtragende Menschen. Sie grübeln über Vergangenes und tragen einen stillen Kummer mit sich herum. Konflikte der Seele äußern sich schnell durch Reaktionen der Haut.

Dosierung:
Im akuten Fall stündlich eine Gabe D6. Bei Besserung werden die Abstände verlängert.

Praktische Tipps für die Beratung in der Offizin:
Unabhängig von den seelischen Symptomen ist **Natrium chloratum** ein sehr gutes Mittel bei Fisch- oder Sonnenallergie. Meist hat der Patient eine Veranlagung zu Lippenherpes und wird auch sonst häufig mit Hautproblemen konfrontiert.
Weitere Symptome sind aufgesprungene Lippen und fettige Haut im Kinn-Nasen-Bereich.

Allergische Reaktionen der Haut

Nux vomica   Strychnos nux vomica   Brechnuss

Leitsymptome:
- nesselsuchtartige Ausschläge
- juckende, pickelige Hautentzündungen
- Hautausschläge im Intimbereich
  (z.B. durch Gebrauch von Slipeinlagen)

Folge von:
- Unverträglichkeit von allopathischen Arzneimitteln
- Unverträglichkeit von Kosmetikartikeln

Schlimmer:
- morgens

Besser:
- Wärme

Allergische Reaktionen der Haut

Dosierung:
Im akuten Fall stündlich eine Gabe D6. Bei Besserung werden die Abstände verlängert.

Praktische Tipps für die Beratung in der Offizin:
Hier steht die Ursache im Vordergrund. **Nux vomica** ist ein wichtiges Mittel der „Entgiftung", wenn der Körper bzw. die Haut auf chemische Einflüsse allergisch reagieren.

Allergische Reaktionen der Haut

Rhus toxicodendron   Toxicodendron quercifolium   Giftsumach

Leitsymptome:
- kleine, rote knötchenförmige Quaddeln oder Bläschen
- starker Juckreiz
- brennende, stechende Schmerzen
- Unruhe und Bewegungsdrang

Folge von:
- Erkältung
- Kälte, Nässe

Schlimmer:
- kalte Anwendungen

Besser:
- Wärme
- Bewegung

Haverland, Homöopathie 2007, S. 221

Allergische Reaktionen der Haut

Dosierung:
Im akuten Fall stündlich eine Gabe D12. Bei Besserung werden die Abstände verlängert.

Praktische Tipps für die Beratung in der Offizin:
Rhus toxicodendron ist auch das Hauptmittel bei Herpes zoster und bei Windpocken, beides unterstützend zur ärztlichen Therapie. Die Dosierung hier der Indikation anpassen, je nachdem wie akut die Beschwerden sind. Meist genügen 3–5 Gaben täglich.
Ein sehr ähnliches Mittel ist **Dulcamara**. Dies ist das Mittel der Wahl bei der typischen Kälte – Urtikaria, also Folge von Durchnässen, Verkühlen und bei nasskalter Witterung. Die Urtikaria von **Dulcamara** ist auch begleitet von Juckreiz, aber die Schmerzcharakteristik ist nicht so ausgeprägt.

2 Allergische Reaktionen der Haut   S

Urtica   Urtica urens   Brennnessel

Leitsymptome:
- viele kleine, nesselsuchtartige Quaddeln
- brennender Schmerz mit starkem Juckreiz
- „Ameisenlaufen" oft nur auf Finger und Hände beschränkt

Folge von:
- Sonne
- Genuss von Meeresfrüchten
- Kontakt mit Meerestieren (z.B. Quallen)

Schlimmer:
- Berührung
- feuchte Kälte

Besser:
- Reiben der Stelle
- Wärme

Haverland, Homöopathie 2007, S. 223

Allergische Reaktionen der Haut

Dosierung:
Im akuten Fall alle 10 min eine Gabe D6. Bei Besserung werden die Abstände verlängert.

Praktische Tipps für die Beratung in der Offizin:
Der Ausschlag ähnelt der Reaktion der Haut auf den Kontakt mit einer Brennnessel. Sanftes Berühren ist unangenehm, festes Reiben bessert die Beschwerden. **Urtica** ist neben **Natrium chloratum** ein wichtiges Mittel bei der Sonnenallergie und der Mallorca-Akne.

Fragekarte: Allergischer Schnupfen/Heuschnupfen

1. Welches Organ ist stärker betroffen, Auge oder Nase?
- Auge .... Euphrasia
- Nase .... Luffa, Allium cepa
- beides .... Arsenicum album, Galphimia glauca

2. Gibt es Begleitsymptome?
- Jucken (Auge, Gehörgang, Gaumen) .... Arundo donax
- Frösteln .... Arsenicum album
- Kopfschmerzen .... Luffa
- sehr lichtempfindlich (Sonnenbrille nötig) .... Euphrasia
- wunde Nasenlöcher .... Allium cepa, Arsenicum album

3. Was verbessert die Beschwerden?
- Aufenthalt im Zimmer .... Euphrasia, Arsenicum album
- Aufenthalt an der frischen Luft .... Allium cepa, Luffa

4. Was verschlimmert die Beschwerden?
- Wärme .... Arundo donax, Galphimia glauca, Luffa
- Kälte .... Arsenicum album
- Lesen .... Euphrasia

Haverland, Homöopathie 2007, S. 225

3 Allergischer Schnupfen/Heuschnupfen — S

Allium cepa
Küchenzwiebel

Leitsymptome:
- Fließschnupfen mit Niesreiz
- milde Tränen
- scharfes, wässriges, wundmachendes Nasensekret
- Druck auf der Stirn

Schlimmer:
- abends
- im warmen Zimmer

Besser:
- an der frischen Luft
- in kühlen Räumen

Allergischer Schnupfen/Heuschnupfen

Geist-Gemüt-Symptome:
Trägheit, Zerstreutheit, Konzentrationsprobleme. Alle diese Symptome können nebenbei noch auftreten.

Dosierung:
Im akuten Fall stündlich eine Gabe D6. Bei Besserung werden die Abstände verlängert.

Praktische Tipps für die Beratung in der Offizin:
Eine Besonderheit bei **Allium cepa** ist die Besserung an der frischen Luft, was auf den ersten Blick im Widerspruch zur Anwendung bei Heuschnupfen steht. Im Vordergrund steht jedoch die Modalität der Kälte: ein Spaziergang an frischer Luft bessert die Symptome, der Eintritt ins warme Zimmer löst dann wieder Niesattacken aus. An warmen Sommertagen hingegen erfährt die Patientin Besserung in kühlen Räumen.

Allergischer Schnupfen/Heuschnupfen

Arsenicum album   Acidum arsenicosum   Weißes Arsenik

Leitsymptome:
- brennendes wässriges Sekret (Auge und Nase)
- schmerzhaftes Niesen
- eventuell brennender Schmerz in Hals und Kehlkopf
- Frieren, Frösteln
- großer Durst, aber nur schluckweises Trinken möglich

Schlimmer:
- im Freien
- bei Kälte

Besser:
- durch Wärme
- im warmen Zimmer

Allergischer Schnupfen/Heuschnupfen

Geist-Gemüt-Symptome:
Die Patientin ist unruhig und ängstlich, besorgt um ihren Gesundheitszustand. Sie fordert Wärme und Zuneigung und möchte nicht alleine sein.

Dosierung:
Im akuten Fall stündlich eine Gabe D12. Bei Besserung werden die Abstände verlängert.

Praktische Tipps für die Beratung in der Offizin:
Die Verschlimmerung im Freien unterscheidet **Arsenicum album** von **Allium cepa**.
Bei **Arsenicum album** ist das Sekret immer scharf und wundmachend, egal ob an Nase oder Auge.
Arsenicum album empfiehlt sich auch, wenn die Patientin zusätzlich über asthmatische Beschwerden, meist gegen Mitternacht, klagt.

3 Allergischer Schnupfen/Heuschnupfen

Arundo donax   Arundo mauritanica   Wasserrohr

Leitsymptome:
- Juckreiz am Auge und im Nasen-Rachen-Raum
- Juckreiz im Gehörgang
- Juckreiz am Gaumen
- Ekzeme um die Augen und am Ohr
- Fließschnupfen

Schlimmer:
- Wärme

Allergischer Schnupfen/Heuschnupfen

Dosierung:
Im akuten Fall stündlich eine Gabe D6. Bei Besserung werden die Abstände verlängert.

Praktische Tipps für die Beratung in der Offizin:
Hier ist der Juckreiz, vor allem an besonderen Stellen wie Gehörgang, Rachen, Gaumen hervorzuheben. Juckreiz bei allergischen Prozessen ist an sich nichts Ungewöhnliches. Zum auffallenden Leitsymptom wird es allerdings, wenn es vorherrschend und auch das erste ist, was die Patientin in der Apotheke erzählt. Ein weiteres Mittel, bei dem der Juckreiz ein wichtiges Leitsymptom ist, ist **Wyethia**. Bei **Arundo** ist der Juckreiz im Gehörgang am schlimmsten, bei **Wyethia** der Juckreiz am Gaumen und im Hals. Bei **Wyethia** klagt die Patientin zudem häufig über ein Schwellungsgefühl im Hals.

Allergischer Schnupfen/Heuschnupfen

Euphrasia   Euphrasia officinalis   Augentrost

Leitsymptome:
- gerötete, brennende Augen
- scharfe Tränen, geschwollene Augen mit entzündeten Lidrändern
- sehr lichtempfindlich mit häufigem Blinzeln
- milder Fließschnupfen mit heftigem Niesreiz

Schlimmer:
- morgens
- beim Lesen

Besser:
- durch Tränenfluss
- im Dunkeln
- Nasensymptome sind im Zimmer besser

Haverland, Homöopathie 2007, S. 233

Allergischer Schnupfen/Heuschnupfen

Dosierung:
Im akuten Fall stündlich eine Gabe D6. Bei Besserung werden die Abstände verlängert.

Praktische Tipps für die Beratung in der Offizin:
Euphrasia ist das Mittel der Wahl bei Heuschnupfen mit einer starken Augensymptomatik. Die Augen sind immer betroffen, egal ob man sich im Freien aufhält oder im Raum. Die Nasensymptomatik dagegen bessert sich im geschlossenen Raum.

Allergischer Schnupfen/Heuschnupfen

Galphimia glauca   Thryallis glauca

Leitsymptome:
- reichlicher Tränenfluss
- Fließschnupfen mit Niesreiz
- Atembeschwerden

Schlimmer:
- Wärme

Ein unsymptomatisches und prophylaktisches Mittel bei allergischen Erkrankungen

Allergischer Schnupfen/Heuschnupfen

Dosierung:
Im akuten Fall stündlich eine Gabe D6. Bei Besserung werden die Abstände verlängert.
Prophylaktisch:
6–8 Wochen vor Beginn der akuten Beschwerden 1-mal täglich eine Gabe D12.

Praktische Tipps für die Beratung in der Offizin:
Galphimia glauca ist ein relativ junges homöopathisches Mittel mit wenigen Angaben im Arzneimittelbild. Es wird erfolgreich bei allergischer Konjunktivitis und Rhinitis als „bewährte Indikation" angewandt und ist ein eher unsymptomatisches Heuschnupfenmittel.

Allergischer Schnupfen/Heuschnupfen

Luffa — Luffa operculata — Schwammgurke

Leitsymptome:
- dünnflüssiges Nasensekret
- Stirnkopfschmerz und Müdigkeit
- Brennen im Hals
- Durst mit Mundtrockenheit
- Neigung zu Nasennebenhöhlenentzündungen

Schlimmer:
- warme, trockene Zimmerluft

Besser:
- im Freien
- feuchte Luft

Haverland, Homöopathie 2007, S. 237

Allergischer Schnupfen/Heuschnupfen

Dosierung:
Im akuten Fall stündlich eine Gabe D12. Bei Besserung werden die Abstände verlängert.

Praktische Tipps für die Beratung in der Offizin:
Luffa hat eine sekretregulierende Wirkung, je nachdem welche Potenz eingesetzt wird:

- **D4** ist angezeigt beim chronischen, trockenen Schnupfen mit Borkenbildung (bei Erwachsenen oft als Folge von dauerhafter Verwendung abschwellender Nasensprays). Hier wird der Sekretfluss gefördert.
- **D6** ist sekretregulierend beim Wechsel zwischen Stockschnupfen und Fließschnupfen.
- **D12** ist das Mittel der Wahl beim klaren Fließschnupfen (Heuschnupfen), um eine Verminderung des Sekretflusses zu erreichen.

Haverland, Homöopathie 2007, S. 238

4 Fragekarte: Aphthen S

1. Hat man öfter mit Aphthen zu tun?
- ja .... Borax
- nein, erst seit der Schwangerschaft .... Mercurius solubilis

2. Gibt es Begleiterscheinungen?
- Zahnfleischentzündung .... Mercurius solubilis
- nein .... Borax

3. Wie ist der Zustand der Mundschleimhaut?
- trocken .... Borax
- feucht, starker Speichelfluss .... Mercurius solubilis

Haverland, Homöopathie 2007, S. 239

4 Aphthen

Borax   Natrium tetraboracicum   Natrium tetraborat

Leitsymptome:
- weißliche Bläschen mit rötlichem Hof im Mundraum
- brennende Schmerzen
- leicht blutende Mundschleimhaut
- Druckstellen bei Prothesen
- trockener Mund

Schlimmer:
- kalte Getränke

Aphthen

Dosierung:
Im akuten Fall 3–5-mal täglich eine Gabe D6. Bei Besserung werden die Abstände verlängert.

Praktische Tipps für die Beratung in der Offizin:
Borax ist das erste Mittel der Wahl bei Aphthen der Mundschleimhaut. Ebenso hat es sich bei Candidainfektionen bewährt.

Aphthen

Mercurius solubilis
Mischung aus Mercurioamidonitrat mit Quecksilber und Mercurooxid

Leitsymptome:
- Bläschen und Entzündungen im Mundraum
- Zahnfleisch geschwollen, schwammig und geschwürig
- starker Speichelfluss
- widerlicher Mundgeruch und Metallgeschmack im Mund
- Zahneindrücke am Zungenrand

Folge von:
- Schwangerschaft

Schlimmer:
- nachts
- Kälte und Wärme

Besser:
- Ruhe

Haverland, Homöopathie 2007, S. 243

Aphthen

Dosierung:
Im akuten Fall 2–3-mal täglich eine Gabe D12. Bei Besserung werden die Abstände verlängert.

Praktische Tipps für die Beratung in der Offizin:
Aphthen in Kombination mit Zahnfleischentzündung, die vor allem erst in der Schwangerschaft auftreten sind eine Indikation für **Mercurius solubilis**.

5 Fragekarte: Blähungen — S

1. Ursache der Blähungen?
- Milch .... Carbo vegetabilis, China
- fettes Essen .... Carbo vegetabilis, China
- Hülsenfrüchte, Kohl .... China, Lycopodium
- Obst .... China
- Stress, zu viel, zu hastiges Essen .... Nux vomica

2. Was erleichtert die Beschwerden?
- Blähungsabgang, Aufstoßen .... Carbo vegetabilis
- Druck und Wärme .... China
- Öffnen von beengender Kleidung .... Lycopodium

3. Wann sind die Beschwerden schlimmer?
- direkt nach dem Essen .... Lycopodium, China
- 1–2 Stunden nach dem Essen .... Nux vomica

4. Weitere besondere Symptome?
- Verlangen nach kalter, frischer Luft .... Carbo vegetabilis
- berührungsempfindlicher Bauch .... China, Lycopodium
- Druck bessert .... China
- Druck verschlimmert .... Lycopodium
- Blähungsabgang erleichtert nicht .... China

Haverland, Homöopathie 2007, S. 245

5 Blähungen

Carbo vegetabilis
Holzkohle von Rotbuche oder Birke

Leitsymptome:
- übelriechende Blähungen
- träge Verdauung mit Aufblähung des Oberbauches
- Schwäche, Müdigkeit
- starkes Verlangen nach frischer Luft (Lufthunger)
- kalte Extremitäten

Folge von:
- fettem Essen, Butter, Fleisch
- Genuss von Milch

Besser:
- Blähungsabgang
- nach Aufstoßen
- Zufächeln von kalter, frischer Luft

Haverland, Homöopathie 2007, S. 247

Blähungen

Dosierung:
Im akuten Fall alle 10–15 min eine Gabe D6 bis zur Besserung.

Praktische Tipps für die Beratung in der Offizin:
Auffallend, im Gegensatz zu China, sind hier die Besserung nach Blähungsabgang und Aufstoßen und das massive Verlangen nach frischer Luft.
Carbo vegetabilis ist auch ein gutes Kreislaufmittel bei Schwäche oder Kollapsgefahr, verbunden mit überheizten Räumen und reichlichem Essen.

5 Blähungen S

China   Cinchona succirubra   Chinarindenbaum

Leitsymptome:
- aufgetriebener Bauch, stark berührungsempfindlich
- keine Erleichterung durch Aufstoßen und Blähungsabgang
- satt und voll nach wenigen Bissen
- schmerzlose Durchfälle von unverdauter Nahrung
- Heißhunger auf Süßes

Folge von:
- Obst, sauren Speisen
- Fett, Milch, Kohl, Hülsenfrüchten

Schlimmer:
- leichte Berührung

Besser:
- fester Druck und Wärme (schwere Wärmflasche auf dem Bauch)

Haverland, Homöopathie 2007, S. 249

Blähungen

Dosierung:
Im akuten Fall alle 10–15 min eine Gabe D6 bis zur Besserung.

Praktische Tipps für die Beratung in der Offizin:
China ist in seinen Leitsymptomen **Lycopodium** sehr ähnlich. Die Mittel unterscheiden sich hauptsächlich in den Modalitäten. Bei **China** kann man häufig noch einen Erschöpfungszustand feststellen (siehe auch postnatale seelische Beschwerden und Stillzeit-Erschöpfung).

5 Blähungen

Lycopodium — Lycopodium clavulatum — Bärlappsporen

Leitsymptome:
- starkes Rumpeln und Kollern im Bauch
- Blähungen vor allem im Unterbauch
- nach wenigen Bissen schnell satt und voll, aber auch schnell wieder hungrig
- unvollständiges Aufstoßen, evtl. Sodbrennen
- am späten Nachmittag (zwischen 16–20 Uhr) Heißhunger auf Süßes

Folge von:
- Mehl- oder Süßspeisen
- Zwiebeln, Bohnen, Kohl, Knoblauch

Schlimmer:
- enge Kleidung am Bauch

Besser:
- Öffnen von beengender Kleidung

Blähungen

Dosierung:
Im akuten Fall alle 10–15 min eine Gabe D6 bis zur Besserung.

Praktische Tipps für die Beratung in der Offizin:
Im Gegensatz zu **Nux vomica** treten die Blähungen bei **Lycopodium** unmittelbar nach dem Essen auf. Typisch ist das schnelle Sättigungsgefühl, welches aber nicht lange anhält.

5 Blähungen

Nux vomica
Strychnos nux vomica   Brechnuss

Leitsymptome:
- Blähungen und Aufstoßen 1 bis 2 Stunden nach dem Essen
- Bedürfnis aufzustoßen, was nicht immer gelingt
- (krampfartige) Magenschmerzen eventuell mit Sodbrennen und/oder Verstopfung
- Gefühl eines Steins im Magen

Folge von:
- zu reichlichem, zu hastigem Essen
- Stress

Schlimmer:
- nach dem Essen (1–2 Stunden danach)

Blähungen

Geist-Gemüt-Symptome:
Überempfindlich, nervös, gereizt, im Stress, immer in Hetze.

Dosierung:
Im akuten Fall alle 10–15 min eine Gabe D6 bis zur Besserung.

Praktische Tipps für die Beratung in der Offizin:
Besonderheiten von **Nux vomica**:
- Oft ist ein Verlangen nach fetten Speisen vorhanden, die auffallend gut vertragen werden.
- Die Patientin verspürt Hunger, lehnt Essen aber dennoch ab.

Fragekarte: Blasenbeschwerden

Plötzliche, heftige Beschwerden mit Fieber und Beschwerden, die sich mit einer homöopathischen Therapie nach ca. 24 Stunden nicht deutlich bessern, müssen ärztlich abgeklärt werden.

Blasenbeschwerden in der Schwangerschaft müssen immer ärztlich abgeklärt werden. Die homöopathischen Arzneien, richtig gewählt, können schnelle Hilfe bringen und werden häufig am Wochenende, im Notdienst oder zur Überbrückung bis zum Arzttermin benötigt.

1. Um welche Art von Beschwerden handelt es sich?
- akute Blasenentzündung ....Apis, Cantharis, Nux vomica
- Blasenentzündung, häufig wiederkehrend ....Dulcamara, Pulsatilla
- Reizblase ....Dulcamara, Pulsatilla, Sarsaparilla

Bei einer Blasenentzündung:

2. Gibt es eine Ursache?
- Kälte, Nässe ....Dulcamara, Pulsatilla
- Stress ....Nux vomica
- nein ....Cantharis, Apis

3. Was verschlimmert die Beschwerden?
- Wärme ....Apis
- Kälte ....Cantharis, Dulcamara, Nux vomica

Haverland, Homöopathie 2007, S. 255

Fragekarte: Blasenbeschwerden

4. Wie sind die Schmerzen?
- ▶ brennend, schneidend .... Cantharis
- ▶ brennend, stechend .... Apis
- ▶ krampfartig .... Nux vomica
- ▶ brennend und krampfartig .... Pulsatilla
- ▶ drückend .... Dulcamara

Bei einer Reizblase:

5. Gibt es eine Ursache?
- ▶ Verkühlen .... Dulcamara, Pulsatilla
- ▶ nein .... Sarsaparilla

Weitere wichtige Arznei mit nur einem großem Leitsymptom:

6. Blasenbeschwerden nach Geschlechtsverkehr:
- ▶ .... Staphisagria

(Keine extra Karteikarte vorhanden – Hinweis bei Sarsaparilla)

Haverland, Homöopathie 2007, S. 256

Blasenentzündung, akute

Apis   Apis mellifica   Honigbiene

Leitsymptome:
- stechendes, brennendes Gefühl in der Harnröhre
- Blase „wie zugeschnürt", Gefühl, nicht fertig zu sein
- häufiger Gang zur Toilette
- entweder sehr wenig oder sehr viel Urin
- Angst, den Urin nicht halten zu können

Schlimmer:
- Wärme

Besser:
- Kälte

Haverland, Homöopathie 2007, S. 257

Blasenentzündung, akute

Dosierung:
Im akuten Fall halbstündlich eine Gabe D6. Bei Besserung werden die Abstände verlängert.

Praktische Tipps für die Beratung in der Offizin:
Das Gefühl „wie zugeschnürt" verdeutlicht den Schwellungscharakter von **Apis**. Bei Halsschmerzen klagt der Patient über massive Schluckbeschwerden, verbunden mit dem Gefühl „alles ist dick angeschwollen".
Ebenso kann man es bei einer Blasenentzündung beschreiben: alles fühlt sich wie geschwollen, wie zugeschnürt an.
Wichtiger ist hier allerdings die Unverträglichkeit von Wärme, die **Apis** deutlich von **Cantharis** abgrenzt.

Blasenentzündung, akute

Cantharis   Lytta vesicatoria   Spanische Fliege

Leitsymptome:
- brennende, schneidende Schmerzen
- Schmerzen vor, während und nach dem Urinieren
- heftiger, andauernder Harndrang
- spärlicher, tropfenweiser Harnabgang

Schlimmer:
- Trinken (v.a. Kaffee)
- Berührung
- Bewegung
- kaltes Wasser

Besser:
- Ruhe
- Wärme

Blasenentzündung, akute

Dosierung:
Im akuten Fall halbstündlich eine Gabe D6. Bei Besserung werden die Abstände verlängert.

Praktische Tipps für die Beratung in der Offizin:
Cantharis ist das wichtigste Mittel bei einer akuten Blasenentzündung.
Bei **Cantharis** muss man sich zwei Stichpunkte merken: „Blase" und „Brennen".
Es ist ebenso Hauptmittel bei akuten Verbrennungszuständen mit Gefahr der Blasenbildung.

Blasenentzündung, akute

Nux vomica Strychnos nux vomica Brechnuss

Leitsymptome:
- starke, krampfartige Schmerzen
- häufiger, vergeblicher Versuch Wasser zu lassen
- Blase erscheint übervoll, trotzdem nur tröpfchenweiser Harnabgang
- brennender Schmerz im Blasenhals

Folge von:
- Stress, Überarbeitung
- Erkältung

Schlimmer:
- Kälte (kalter Luftzug)
- Kaffee

Besser:
- Wärme
- Ruhe

Blasenentzündung, akute

Geist-Gemüt-Symptome:
Reizbar, ärgerlich, überempfindlich mit einem überlasteten Nervenkostüm.
Ärger, Zorn und Aufregung können die Beschwerden noch verschlimmern.

Dosierung:
Im akuten Fall halbstündlich eine Gabe D6. Bei Besserung werden die Abstände verlängert.

Praktische Tipps für die Beratung in der Offizin:
Hier stehen die Art des Schmerzes (krampfartig) sowie die Ursache der Blasenentzündung im Vordergrund.

Blasenentzündung, Reizblase

Dulcamara   Solanum dulcamara   Bittersüßer Nachtschatten

Leitsymptome:
- häufiges, schmerzhaftes Urinieren mit wenig Urin
- drückende Schmerzen im letzten Teil der Harnröhre
- Harn eventuell trüb und schleimig

Folge von:
- feuchtkaltem Wetter
- kalten, nassen Füßen
- Baden, Durchnässen

Schlimmer:
- Kälte
- Nässe

Besser:
- Wärme

Blasenentzündung, Reizblase

Dosierung:
Im akuten Fall halbstündlich eine Gabe D6. Bei Besserung werden die Abstände verlängert.

Praktische Tipps für die Beratung in der Offizin:
Bei **Dulcamara** stehen nicht die Leitsymptome sondern eindeutig die Ursachen im Vordergrund. **Dulcamara** ist das wichtigste Mittel bei Blasenbeschwerden nach Verkühlen, nach Sitzen auf kaltem Stein, bei jeglichem Wechsel von Warm zu Kalt (die letzten warmen Herbsttage mit kühlen Nächten). Sehr gut einzusetzen im akuten Zustand, aber auch bei der Reizblase und bei immer wieder auftretenden Beschwerden (siehe **Sarsaparilla**).

Blasenentzündung, Reizblase

Pulsatilla   Pulsatilla pratensis   Wiesenküchenschelle

Leitsymptome:
- häufiges, auch unwillkürliches Wasserlassen
- Schmerzen strahlen in die Oberschenkel aus
- brennende oder krampfartige Beschwerden während und nach dem Wasserlassen
- durstlos

Folge von:
- Durchnässen
- kalte, nasse Füße

Schlimmer:
- Lachen, Husten (unwillkürlicher Harnabgang)
- Liegen
- in der Nacht

Haverland, Homöopathie 2007, S. 265

Blasenentzündung, Reizblase

Geist-Gemüt-Symptome:
Launische, weinerliche Stimmung. Die Patientin möchte nicht alleine sein, sondern umsorgt und getröstet werden.

Dosierung:
Im akuten Fall halbstündlich eine Gabe D6. Bei Besserung werden die Abstände verlängert.

Praktische Tipps für die Beratung in der Offizin:
Durch den Bezug zum Hormonhaushalt ist **Pulsatilla** ein wichtiges Mittel bei Blasenentzündung in der Schwangerschaft. Es eignet sich nicht nur zur Behandlung der akuten Blasenentzündung, sondern auch zur Therapie der Reizblase, sowie von wiederkehrenden Harnwegsinfekten. Bei Rezidiven ist **Pulsatilla** vor allem dann angezeigt, wenn bei der Patientin eine allgemeine Erkältungsneigung mit Infektanfälligkeit besteht (siehe **Sarsaparilla**).

Reizblase

Sarsaparilla   Smilax medica   Stechwinde

Leitsymptome:
- häufiger Harndrang
- brennender Schmerz am Ende des Wasserlassens
- Schmerzen in der Nierengegend (müssen ärztlich abgeklärt werden)

Schlimmer:
- Sitzen (hier nur tropfenweiser Harnabgang möglich)

Besser:
- Stehen (Harn kann frei abfließen)

Haverland, Homöopathie 2007, S. 267

Reizblase

Dosierung:
Im akuten Fall halbstündlich eine Gabe D6. Bei Besserung werden die Abstände verlängert.

Praktische Tipps für die Beratung in der Offizin:
Das bemerkenswerteste Symptom ist natürlich das Harnverhalten im Sitzen und der freie Harnfluss im Stehen.
Sarsaparilla hat sich aber auch bei der immer wiederkehrenden Blasenentzündung bewährt, wenn keine andere greifbare Ursache zu finden ist wie:
- Verkühlen: .... **Pulsatilla, Dulcamara** (siehe dort)
- nach Geschlechtsverkehr: ....**Staphisagria D6**

Dosierung bei chronischen Beschwerden:
3-mal täglich eine Gabe D6 für 3–6 Wochen, dann absetzen, beobachten, eventuell im akuten Fall mit einer Akut-Dosierung behandeln.

7 Fragekarte: Brustdrüsenentzündung   S

Eine Mastitis muss schnell behandelt und ärztlich abgeklärt werden. Die homöopathischen Arzneien, richtig gewählt können schnelle Hilfe bringen und werden häufig am Wochenende, im Notdienst oder zur Überbrückung bis zum Arzttermin benötigt.

1. Ist Fieber vorhanden?
- ► Ja, hohes Fieber ....Belladonna
- ► nur leicht erhöhtes Fieber ....Bryonia, Apis
- ► nicht mehr, aber noch Schmerzen vorhanden .... Phytolacca

2. Wie ist das Durstverhalten im Fieber?
- ► wenig Durst ....Belladonna, Apis
- ► viel Durst ....Bryonia

3. Wie kann man die Schmerzen beschreiben?
- ► pochend, klopfend ....Belladonna
- ► stechend ....Apis, Bryonia
- ► brennend und stechend ....Apis
- ► in den Körper ausstrahlend .... Phytolacca

Haverland, Homöopathie 2007, S. 269

Fragekarte: Brustdrüsenentzündung

4. Was verschlimmert die Schmerzen?
- Berührung ....Apis, Belladona
- Wärme ....Bryonia, Apis
- Kälte ....Belladonna
- flaches Liegen ....Belladonna

5. Was verbessert die Schmerzen?
- fester Druck (enger Still-BH) ....Bryonia
- kalte Anwendungen ....Apis, Bryonia
- halbaufrechte Lage ....Belladonna

Haverland, Homöopathie 2007, S. 270

7 Brustdrüsenentzündung

Apis Apis mellifica Honigbiene

Leitsymptome:
- stechende, brennende Schmerzen
- sehr berührungsempfindliche Brüste
- blassrote Schwellung (ödematös) der Brüste
- mäßiges Fieber ohne Durst
- Beschwerden oft rechts beginnend oder von rechts nach links wandernd

Schlimmer:
- Wärme
- Berührung

Besser:
- Kälte
- kalte Anwendungen

Brustdrüsenentzündung

Dosierung:
Alle 30–60 min eine Gabe D6 bis das Fieber und die Schmerzen zurückgehen, dann die Abstände verlängern.

Praktische Tipps für die Beratung in der Offizin:
Apis liebt die Kälte (ähnlich Bryonia), kann aber Berührung nicht ertragen.
Bei Apis muss man sich immer das Bild eines Bienenstichs vor Augen halten mit allen seinen Symptomen, um die Arznei zu verstehen.
Auch wenn die blassrote Schwellung fehlen sollte, aber alle anderen Symptome vorhanden sind, ist das Mittel der Wahl Apis.
Apis ist genau wie Belladonna durstlos, verlangt aber wenn, dann etwas Kaltes zum Trinken.

7 Brustdrüsenentzündung

Belladonna Atropa belladonna Tollkirsche

Leitsymptome:
- plötzlich, akut
- Schwellung, Röte, Hitze, Schwitzen
- pochende, klopfende Schmerzen
- hohes Fieber (über 38,5 °C) ohne Durst

Schlimmer:
- Berührung
- Bewegung
- Kälte
- Lärm

Besser:
- Ruhe
- halbaufrechte Lage

Brustdrüsenentzündung

Geist-Gemüt-Symptome:
Verschlimmerung durch Lärm bedeutet, dass man einfach seine Ruhe haben möchte, keinen Besuch, kein Fernsehen usw. Am liebsten liegt man in einem dunklen Raum, mit einem Kissen im Rücken im Bett.

Dosierung:
Alle 30–60 min eine Gabe D6 bis das Fieber und die Schmerzen zurückgehen. Dann die Abstände verlängern, evtl. auf **Phytolacca** wechseln (siehe dort).

Praktische Tipps für die Beratung in der Offizin:
Belladonna ist das wichtigste Mittel bei der Mastitis, da das Symptomenbild diesem oft entspricht. Beachten Sie hier bitte die Verschlimmerung bzw. keine Besserung bei Kälte. Kalte Quarkumschläge werden hier (im Gegensatz zu **Apis** und **Bryonia**) als unangenehm oder unnötig empfunden.

7 Brustdrüsenentzündung S

Bryonia   Bryonia dioica   Zaunrübe

Leitsymptome:
- stechende Schmerzen
- trockene Schleimhäute, trockene Lippen
- großer Durst auf kalte Flüssigkeit
- gereizt, möchte ihre Ruhe haben
- nur leicht erhöhtes Fieber (meist bis 38,5 °C)

Schlimmer:
- Bewegung
- Wärme

Besser:
- Druck
- Kälte

Brustdrüsenentzündung

Geist-Gemütsymptome:
Patientin ist gereizt, genervt, unleidlich. So kann man den Gemütszustand einer **Bryonia**-Mastitis beschreiben. Sie will ihre Ruhe haben, kann dann aber auch wieder unleidlich sein, weil sich niemand um sie kümmert.

Dosierung:
Alle 30–60 min eine Gabe D6 bis das Fieber und die Schmerzen zurückgehen, dann die Abstände verlängern.

Praktische Tipps für die Beratung in der Offizin:
Bryonia ist das einzige Mittel, bei dem die Stillende nach einem eng geschnürten Still-BH verlangt. Bei allen anderen wird Berührung als unangenehm empfunden. Die **Bryonia**-Mastitis erfährt eine Besserung durch Druck!

Brustdrüsenentzündung

Phytolacca — Phytolacca americana — Kermesbeere

Leitsymptome:
- Schmerzen strahlen von der Brustwarze in den ganzen Körper aus.
- sehr berührungsempfindliche Brüste
- geschwollene Lymphknoten in der Achsel und am Hals
- Zerschlagenheitsgefühl
- nach akutem Fieber (Folgemittel von Belladonna oder Bryonia)

Schlimmer:
- Bewegung
- nachts

Besser:
- in Bauchlage

Brustdrüsenentzündung

Dosierung:
5-mal täglich eine Gabe D6 bis die Entzündung und die Schmerzen zurückgehen.

Praktische Tipps für die Beratung in der Offizin:
Phytolacca hat eine milchflussregulierende Wirkung. Daher muss man je nach Zustand des Milchflusses die dementsprechende Potenz einsetzen. Wenn eine stillende Mutter im Handverkauf Phytolacca verlangt, muss genau hinterfragt werden, ob die Potenzwahl die richtige zu den beschriebenen Beschwerden ist. Bei anderen Mitteln der Homöopathie ändert man je nach Potenz die Dosierungshäufigkeit. Bei Phytolacca ist die Potenz indikationsabhängig!

8 Fragekarte: Brustwarzen, wunde

Wunde, rissige Brustwarzen sollten schnell behandelt werden, da sie eine Eintrittsstelle für Bakterien und Keime bilden und damit eine Mastitis hervorrufen können. Zur Abheilung der Wunden ist im akuten Stadium zusätzlich **Ferrum phosphoricum** Salbe (Schüßler Salbe Nr. 3) und zur Nachsorge und weiteren Pflege **Silicea** Salbe (Schüßler Salbe Nr. 11) empfehlenswert. Vor dem Stillen die Salben abwischen.

1. **Schon sichtbare Wunden (Risse) vorhanden?**
   - nein, eher rot und wund im Anfangsstadium .... Arnica
   - ja .... Calendula, Phytolacca

2. **Sind Schmerzen vorhanden, kann man sie beschreiben?**
   - Wundschmerz an der Brust .... Arnica, Calendula
   - Schmerz strahlt in den Körper aus .... Phytolacca

- Mittel der Wahl bei den ersten Anzeichen .... Arnica
- Mittel bei den ersten leichten Verletzungen .... Calendula
- Schmerz genauer definiert, größere Wunden .... Phytolacca

Haverland, Homöopathie 2007, S. 279

8 Brustwarzen, wunde

Arnica — Arnica montana — Bergwohlverleih

Leitsymptome:
- schmerzende Brüste
- die Brüste fühlen sich wund, hart und voll an

Schlimmer:
- Berührung, Bewegung
- Kälte

Besser:
- Liegen

Wichtiges Anfangsmittel

Haverland, Homöopathie 2007, S. 281

Brustwarzen, wunde

Dosierung:
5-mal täglich eine Gabe D6 bis zur Besserung.

Praktische Tipps für die Beratung in der Offizin:
Arnica ist ein sehr sinnvolles Mittel zur Einnahme bei den ersten Anzeichen von wunden Brustwarzen. Wenn das Stillen schmerzt, die Brustwarzen rot sind, kleinste Risse entstehen, ist sofort **Arnica** angezeigt, um die Wundheilung zu fördern und um Schlimmeres zu verhindern.

8 Brustwarzen, wunde

Calendula — Calendula officinalis — Ringelblume

Leitsymptome:
- Wundheilungsstörungen
- Rhagaden und Wunden an der Brustwarze
- Wundbereich neigt zu Entzündung und Eiterungen

Brustwarzen, wunde

Dosierung:
5-mal täglich eine Gabe D6 bis zur Besserung.

Praktische Tipps für die Beratung in der Offizin:
Calendula ist das wichtige Mittel bei oberflächlichen Hautverletzungen mit Blutung. Es hat eine „desinfizierende" Wirkung und ist daher auch für Wunden geeignet, die zur Eiterbildung neigen bzw. beugt Eiterungen vor. Unterstützen kann man die Wirkung noch mit der äußerlichen Anwendung von Calendula-Salbe oder verdünnter Calendula-Tinktur (1:10). Wer aber keine äußerliche Anwendung mag, ist mit der innerlichen Gabe von Globuli genauso gut versorgt.

Brustwarzen, wunde

Phytolacca Phytolacca americana Kermesbeere

Leitsymptome:
- wunde, rote Brustwarzen mit Schrunden
- kleine Risse und Geschwüre an den Brustwarzen
- sehr schmerzhaftes Stillen
- Schmerzen strahlen von der Brustwarze in den ganzen Körper aus
- sehr berührungsempfindliche Brüste

Schlimmer:
- Bewegung
- nachts

Besser:
- in Bauchlage

Haverland, Homöopathie 2007, S. 285

Brustwarzen, wunde

Dosierung:
5-mal täglich eine Gabe **D6** bis die Entzündung und die Schmerzen zurückgehen.

Praktische Tipps für die Beratung in der Offizin:
Phytolacca hat eine milchflussregulierende Wirkung. Daher muss man je nach Zustand des Milchflusses die dementsprechende Potenz einsetzen. Wenn eine stillende Mutter im Handverkauf **Phytolacca** verlangt, muss genau hinterfragt werden, ob die Potenzwahl die richtige zu den beschriebenen Beschwerden ist. Bei anderen Mitteln der Homöopathie ändert man je nach Potenz die Dosierungshäufigkeit. Bei **Phytolacca** ist die Potenz indikationsabhängig!
Unbehandelt können wunde Brustwarzen zu einer Mastitis führen, bei der bei den passenden Symptomen erneut **Phytolacca D6** eingesetzt werden kann. Genaue Ausführung dazu siehe im Kapitel Brustdrüsenentzündung.

9 Fragekarte: Erbrechen/Übelkeit – schwangerschaftsbedingt   S

Starke Übelkeit mit lang anhaltendem Erbrechen bitte ärztlich abklären lassen (besonders Übelkeit und Erbrechen im letzten Trimenon).

1. Empfindlich gegen Essensgerüche?
- ja ....Colchicum, Sepia
- nicht auffallend .... Ipecacuanha, Nux vomica, Pulsatilla

Abgrenzung von Colchicum und Sepia:
- Besserung in der Ruhe ....Colchicum
- Besserung bei Ablenkung und Bewegung ....Sepia

2. Symptom Erbrechen?
- Erbrechen erleichtert nicht .... Ipecacuanha
- man möchte erbrechen, kann aber nicht .... Nux vomica
- Erbrechen gleich am Morgen .... Sepia, Ipecacuanha
- Erbrechen erst lange nach dem Essen .... Pulsatilla

3. Wie fühlt sich die Schwangere?
- gestresst .... Nux vomica
- gereizt ....Sepia
- weinerlich, launisch, trostbedürftig .... Pulsatilla
- elend .... Ipecacuanha, Colchicum

Haverland, Homöopathie 2007, S. 287

Fragekarte: Erbrechen/Übelkeit – schwangerschaftsbedingt

4. Was bessert die Beschwerden?
- Essen .... Sepia
- Ruhe .... Colchicum, Ipecacuanha
- kurzer Schlaf .... Nux vomica
- frische Luft .... Pulsatilla

Erbrechen/Übelkeit – schwangerschaftsbedingt

Colchicum — Colchicum autumnale — Herbstzeitlose

Leitsymptome:
- überempfindlich gegen Gerüche (v.a. Fisch)
- Abneigung gegen Essen (v.a. Eier, fettes Fleisch)
- Übelkeit und Brechreiz schon beim Denken an die Gerüche oder beim Anblick der Speisen
- reichlich Speichelfluss
- man fühlt sich elend und kalt

Schlimmer:
- bei Bewegung und Anstrengung
- nachts

Besser:
- Ruhe
- Wärme

Erbrechen/Übelkeit – schwangerschaftsbedingt

Dosierung:
Im akuten Fall alle 15–30 min eine Gabe D6. Bei Besserung die Abstände verlängern.

Praktische Tipps für die Beratung in der Offizin:
Ab und zu können bei der **Colchicum**-Übelkeit auch zusätzliche Symptome wie Kreislaufbeschwerden und kalter Schweiß auftreten. Dann ist das Leitsymptom „fühlt sich elend und kalt" bei der Schwangeren besonders im Mittelpunkt.

9 Erbrechen/Übelkeit – schwangerschaftsbedingt S

Ipecacuanha   Cephaelis ipecacuanha   Brechwurzel

Leitsymptome:
- ständige Übelkeit mit Erbrechen ohne Erleichterung
- würgen mit leerem Magen
- alles wird erbrochen
- Schwäche
- kalte Hände, kalte Füsse
- starker Speichelfluss

Schlimmer:
- bei Bewegung
- Essen

Besser:
- Ruhe

Haverland, Homöopathie 2007, S. 291

Erbrechen/Übelkeit – schwangerschaftsbedingt

Geist-Gemüt-Symptome:
Die Schwangere fühlt sich elend und sieht auch so aus!

Dosierung:
Im akuten Fall alle 15–30 min eine Gabe D6. Bei Besserung die Abstände verlängern.

Praktische Tipps für die Beratung in der Offizin:
Vorraussetzung für den Einsatz von **Ipecacuanha** ist das Erbrechen. Die Schwangere kann sich danach genauso elend fühlen wie zuvor.
Es gibt ein weiteres typisches Symptom: „die Zunge ist ohne Belag". Wenn dieses nicht zutrifft und vieles andere passt, kann man **Ipecacuanha** natürlich trotzdem wählen.
Ab und zu können auch Durchfall und kolikartige Schmerzen als Begleiterscheinungen auftreten.

Haverland, Homöopathie 2007, S. 292

Erbrechen/Übelkeit – schwangerschaftsbedingt

Nux vomica   Strychnos nux vomica   Brechnuss

Leitsymptome:
- würgen, ohne Erbrechen zu können
- falls Erbrechen, dann erleichtert dies
- Hunger mit Abneigung gegen Essen
- krampfartige Magenschmerzen
- überempfindlich, nervös, gereizt

Schlimmer:
- nach dem Essen
- morgens (ab 3 Uhr)
- nach Genussmittel (z.B. Kaffee wird nicht vertragen)
- Ärger und Zorn

Besser:
- am Abend
- nach kurzem Schlaf

Erbrechen/Übelkeit – schwangerschaftsbedingt

Geist-Gemüt-Symptome:
Verschlimmerung oder Auslöser kann auch beruflicher oder privater Stress sein. Ewige Hetze von einem Termin zum nächsten, keine Zeit für eine geregelte Mahlzeit.

Dosierung:
Im akuten Fall alle 15–30 min eine Gabe D6. Bei Besserung die Abstände verlängern.

Praktische Tipps für die Beratung in der Offizin:
Nach einer Ruhepause oder kurzem Schlaf fühlt man sich sehr frisch, ausgeruht und weitgehend beschwerdefrei. Dies hält leider nicht auf Dauer an.
Abgrenzung zu **Ipecacuanha**: es kann eine belegte Zunge vorhanden sein und das Erbrechen erleichtert.
Nux vomica ist auch das Mittel der Wahl bei Völlerei. Meist treten die Symptome dann 1–2 Stunden nach dem Essen auf.
Weitere Besonderheit: Fettes Essen wird meist gut vertragen!

Erbrechen/Übelkeit – schwangerschaftsbedingt

Pulsatilla   Pulsatilla pratensis   Wiesenküchenschelle

Leitsymptome:
- Widerwille gegen Fett, warme Speisen
- plötzlicher Ekel von Speisen
- Aufstoßen, Erbrechen lange nach dem Essen
- Essen liegt wie ein Stein im Magen
- durstlos

Schlimmer:
- Wärme
- Durcheinanderessen

Besser:
- durch Trost
- an der frischen Luft
- kalte Getränke

Erbrechen/Übelkeit – schwangerschaftsbedingt

Geist-Gemüt-Symptome:
Weinerlich, anhänglich, launisch. Wechselnde Stimmung und Beschwerden.

Dosierung:
Im akuten Fall alle 15–30 min eine Gabe D6. Bei Besserung die Abstände verlängern.

Praktische Tipps für die Beratung in der Offizin:
Übelkeit als Folge von Durcheinanderessen ist ein typisches Symptom, genau wie das Verlangen nach Süßigkeiten und schweren (keine fetten) Speisen, die aber die Übelkeit auslösen bzw. verschlimmern können.
An der frischen Luft und bei mäßiger Bewegung (Spazierengehen) bessern sich die Beschwerden auffallend.

Erbrechen/Übelkeit – schwangerschaftsbedingt

Sepia   Sepia officinalis   Tintenfisch

Leitsymptome:
- Übelkeit und Erbrechen gleich nach dem Aufwachen
- anhaltende Übelkeit
- Verlangen nach Saurem
- Erbrechen bei Anblick und Geruch von Speisen

Schlimmer:
- am Morgen und Nachmittag
- Denken an Essen (Essensgerüche)

Besser:
- durch Ablenkung, kräftige Bewegung, frische Luft
- Essen (fortwährendes Essen)

Haverland, Homöopathie 2007, S. 297

Erbrechen/Übelkeit – schwangerschaftsbedingt

Geist-Gemüt-Symptome:
Die Schwangere ist gereizt und fährt leicht aus der Haut. Sie will am liebsten ihre Ruhe haben und möchte keinen Trost oder Zuspruch.

Dosierung:
Im akuten Fall alle 15–30 min eine Gabe D12. Bei Besserung die Abstände verlängern.

Praktische Tipps für die Beratung in der Offizin:
Die Besserung durch Essen ist hier sehr auffallend. Mit fortwährendem Essen ist gemeint, dass auch direkt nach dem Essen zunächst ein Druckgefühl o.Ä. vorhanden ist, welches dann aber durch weiteres Essen gebessert wird.

Haverland, Homöopathie 2007, S. 298

Fragekarte: Erschöpfung in der Stillzeit

1. Wie ist der momentane Zustand?
- erschöpft .... Acidum phosphoricum, China
- nervös („Nervenbündel") .... Kalium phosphoricum

2. Ursache?
- Überforderung .... Kalium phosphoricum, Acidum phosphoricum
- Kummer, Sorgen .... Kalium phosphoricum, Acidum phosphoricum
- Stillen (Gefühl, das Baby saugt die letzten Kräfte aus dem Körper) .... Acidum phosphoricum, China

3. Weitere Besonderheiten?
- kurzer Schlaf erholt zunächst .... Acidum phosphoricum
- Schlaflosigkeit nachts .... China, Kalium phosphoricum
- Gedächtnisleistung, Merkfähigkeit beeinträchtigt .... Acidum phosphoricum

Haverland, Homöopathie 2007, S. 299

Erschöpfung in der Stillzeit

Acidum phosphoricum

Phosphorsäure

Leitsymptome:
- Erschöpfung (Tagesschläfrigkeit)
- Überforderung
- teilnahmslos, apathisch, passiv
- innere Leere mit Gedächtnisschwäche
- geistige und körperliche Schwäche

Folge von:
- Stillen
- Kummer, Sorgen

Schlimmer:
- geistige und körperliche Überanstrengung

Besser:
- Wärme
- kurzer Schlaf

Haverland, Homöopathie 2007, S. 301

Erschöpfung in der Stillzeit

Geist-Gemüt-Symptome:
Gleichgültig, apathisch, mag keine Gesellschaft. Voller Kummer und Sorgen, traurig, mutlos.
Der totale Erschöpfungszustand in der Stillzeit. Häufig verbunden mit den Sorgen um das Baby und zu wenig Milch (siehe auch Hypogalaktie).
„Ich bekomme mein Baby nicht satt, es nimmt nicht genug zu" usw.

Dosierung:
Am Anfang 5-mal täglich eine Gabe D6, später auf 3-mal täglich reduzieren bis sich die Stillende wieder besser fühlt.

Praktische Tipps für die Beratung in der Offizin:
Acidum phosphoricum ist **China** sehr ähnlich (siehe auch dort).
Großer Unterschied: Mit einem kurzem Schlaf erholt sich die Mutter zunächst sehr gut und fühlt sich deutlich besser. Dies kann sich nach dem nächsten Stillen schon wieder ändern.

10 Erschöpfung in der Stillzeit

China — Cinchona succirubra — Chinarindenbaum

Leitsymptome:
- große Erschöpfung und Schwäche
- Apathie, Gleichgültigkeit im Wechsel mit Reizbarkeit, Übererregung
- lebhafte Phantasien am Abend
- tagsüber schläfrig, nachts schlaflos
- blasses Gesicht mit roten Flecken

Folge von:
- Flüssigkeitsverlust des Körpers (Milch beim Stillen)

Schlimmer:
- Kälte

Besser:
- Wärme

Erschöpfung in der Stillzeit

Geist-Gemüt-Symptome:
Am Abend, wenn die Mutter schlaflos im Bett liegt, kommt ihre Phantasie hervor. Sie hat eine Vielzahl von tollen Ideen, die sie noch erledigen und anpacken möchte. „Wenn ich wieder mal Zeit habe, renoviere ich erst mal das Bad und gestalte den Garten neu" usw. Diese Gedanken werden aber leider Luftschlösser bleiben...

Dosierung:
Am Anfang 5-mal täglich eine Gabe D6, später auf 3-mal täglich reduzieren bis sich die Stillende wieder besser fühlt.

Praktische Tipps für die Beratung in der Offizin:
Die Schläfrigkeit und Erschöpfung tagsüber wird durch ein kurzes Nickerchen im Gegensatz zu **Acidum phosphoricum** (siehe dort) nicht gebessert. Hier stehen der Verlust von vitalen Körperflüssigkeiten und die daraus resultierende Erschöpfung und Schwäche im Vordergrund.
China ist ein wichtiges Mittel der Rekonvaleszenz, z.B. auch bei Magen-Darm-Erkrankungen mit großem Flüssigkeitsverlust.

10 Erschöpfung in der Stillzeit

Kalium phosphoricum   Kaliumdihydrogenphosphat

Leitsymptome:
- ausgelaugt, schwach, nervös
- nervöse Schlaflosigkeit
- nächtliche Unruhe

Folge von:
- Überarbeitung, Überforderung
- Sorgen, Aufregung

Schlimmer:
- früh morgens (3–5 Uhr)
- körperliche und geistige Anstrengung
- Kälte

Besser:
- Wärme

Erschöpfung in der Stillzeit

Geist-Gemüt-Symptome:
„Nervenbündel", dieses Schlagwort erklärt den Zustand schon sehr genau. Nervenschwach, überarbeitet, plötzliches Aufschrecken, bei geringster Anstrengung erschöpft, dies sind die typischen Symptome.

Dosierung:
Am Anfang 5-mal täglich eine Gabe D6, später auf 3-mal täglich reduzieren bis sich die Stillende wieder besser fühlt.

Praktische Tipps für die Beratung in der Offizin:
Kalium phosphoricum ist ein wichtiges Mittel für die Nerven. Es ist auch für Mütter geeignet, die z.B. unter vielen psychovegetativen Störungen leiden.

Geburtsvorbereitung

Pulsatilla   Pulsatilla pratensis   Wiesenküchenschelle

Anwendung und Dosierung:
- 4–6 Wochen vor dem errechneten Termin
- 2-mal täglich eine Gabe D6

Caulophyllum   Caulophyllum thalictroides   Frauenwurzel

Anwendung und Dosierung:
- 2–3 Wochen vor dem errechneten Termin
- 2-mal täglich eine Gabe D4

Geburtsvorbereitung

Praktische Tipps für die Beratung in der Offizin:
Diese beiden Mittel haben sich unterstützend zur Vorbereitung auf eine komplikationslose, natürliche Geburt bewährt.
Die Einnahme der Mittel sollte trotzdem mit dem behandelnden Arzt oder der Hebamme abgesprochen werden.
Um den Geburtsvorgang während der Geburt anzuregen oder positiv zu beeinflussen, stehen zahlreiche weitere homöopathische Mittel zur Verfügung. Doch hier stößt man in der Offizin an seine natürlichen und gesetzlichen Grenzen.

Wichtig
Eine arzneiliche Behandlung während des Geburtsvorganges obliegt nur Ärzten und Hebammen.

12 Fragekarte: Grippaler Infekt

1. Wie ist der Beginn der Erkankung?
- ▶ plötzlich, akut, heftig .... Aconitum, Belladonna, Eupatorium
- ▶ langsamer Beginn .... Ferrum phosphoricum, Dulcamara, Gelsemium

2. Ist Fieber vorhanden?
- ▶ ja .... Aconitum, Belladonna, Eupatorium
- ▶ nein bzw. nur mäßig hoch .. Ferrum phosphoricum, Dulcamara, Gelsemium

3. Gibt es eine Ursache für die Erkrankung?
- ▶ Aufenthalt in kaltem, trockenem Wetter .... Aconitum
- ▶ Aufenthalt in kaltem, feuchtem Wetter .... Belladonna
- ▶ Verkühlen, Durchnässen .... Dulcamara
- ▶ Stress, Ereignis .... Gelsemium

4. Gibt es auffallende Begleitsymptome?
- ▶ starke Gliederschmerzen .... Eupatorium
- ▶ Kopfschmerzen .... Gelsemium
- ▶ Schüttelfrost .... Aconitum
- ▶ starkes Schwitzen mit wenig Durst .... Belladonna
- ▶ nein, sehr unsymptomatisch .... Ferrum phosphoricum, Dulcamara

Haverland, Homöopathie 2007, S. 309

Abgrenzung von Aconitum und Belladonna

Zur Unterscheidung der wichtigen Akutmittel bei grippalem Infekt dient die folgende Übersicht.

	Aconitum	**Belladonna**
Folge von (Ursache)	trockene Kälte	feuchte Kälte
Durstverhalten	großer Durst	kein Durst
Schweiß	kein Schweiß, trockene Hitze	dampfender Schweiß, feuchte Hitze
Geist-Gemüt	anhänglich, Ängstlichkeit	Delirium, Phantasieren
Sonstiges	Kopf im Liegen rot, beim Aufrichten blass	Kopf immer rot, kalte Hände und Füße, heißer Körperstamm

Grippaler Infekt

Aconitum
Aconitum napellus   Blauer Eisenhut

Leitsymptome:
- plötzliches hohes Fieber
- Herzklopfen, harter Puls
- trockene Hitze
- großer Durst auf kalte Getränke
- Schüttelfrost mit Kältewellen
- Angstgefühl und Unruhe

Folge von:
- trockener, kalter Witterung (kaltem Wind)

Schlimmer:
- um Mitternacht
- Wärme

Besser:
- Aufdecken
- nach Schwitzen

Haverland, Homöopathie 2007, S. 311

Grippaler Infekt

Geist-Gemüt-Symptome:
Akut, plötzlich, heftig mit einer allgemeinen Unruhe und Ängstlichkeit auftretend.

Dosierung:
Im akuten Fall (oft plötzliches Fieber mitten in der Nacht) alle 15–30 min eine Gabe D6 lutschen, bis das Fieber sinkt bzw. bis man zur Ruhe kommt und wieder einschläft.

Praktische Tipps für die Beratung in der Offizin:
Nach Schweißausbruch, wenn das Fieber weiterhin behandlungsbedürftig ist, muss man auf **Belladonna** wechseln, da dies oft das Folgemittel von **Aconitum** ist.
Aconitum ist ein Mittel, welches unbedingt zu Hause vorhanden sein muss, da es sich immer um sehr akute Zustände handelt, die sofort zu behandeln sind. Es hat sich auch eine Gabe vor dem Zubettgehen bewährt, wenn man das Gefühl hat: „Morgen werde ich krank". Hier darf es auch in der einmaligen Gabe eine C30 Potenz sein.

12 Grippaler Infekt

Belladonna   Atropa belladonna   Tollkirsche

Leitsymptome:
- plötzliches, hohes Fieber
- dampfende Schweiße
- heißer Körperstamm – kalte Extremitäten
- kein Durst

Folge von:
- feuchtkalter Witterung

Schlimmer:
- alle Sinneseindrücke (Lärm, Licht)
- flaches Liegen
- Aufdecken (trotz Schwitzen!)

Besser:
- Ruhe
- in halbaufrechter Lage (Kopfhochlage)

Haverland, Homöopathie 2007, S. 313

Grippaler Infekt

Geist-Gemüt-Symptome:
Hier stehen die fiebrige Benommenheit (Delirium), Fieberalbträume oder das Bedürfnis nach Ruhe bei der Erkrankten im Mittelpunkt.

Dosierung:
Im akuten Fall alle 15–30 min eine Gabe D6 bis zur Besserung. Dann die Abstände verlängern.

Praktische Tipps für die Beratung in der Offizin:
Auch **Belladonna** (siehe **Aconitum**) ist ein wichtiges Mittel für die Soforthilfe zu Hause.
Trotz Mundtrockenheit hat man keinen Durst und trotz Schwitzen möchte man dick zugedeckt im Bett mit einem Kissen unter dem Kopf liegen.
Nicht nur feuchtkalte Witterung kann eine Ursache sein, sondern auch vergleichbare Umstände wie z.B. ein kalter Windzug nach Schwitzen oder Kälte auf feuchten Haaren.

Grippaler Infekt

Dulcamara Solanum dulcamara Bittersüßer Nachtschatten

Leitsymptome:
- Neigung zu Erkältung
- typische Erkältungsymptome

Folge von:
- Wechsel von warm zu kalt
- Wechsel von trocken zu nass
- Unterkühlung nach Schwitzen
- Durchnässen

Schlimmer:
- Kälte, Feuchtigkeit
- morgens

Besser:
- trockenes, warmes Wetter
- Wärme

Haverland, Homöopathie 2007, S. 315

Grippaler Infekt

Dosierung:
Im akuten Fall stündlich eine Gabe D6 bis zur Besserung. Dann die Abstände verlängern.

Praktische Tipps für die Beratung in der Offizin:
Diese Arznei ist geeignet für kälteempfindliche Menschen, die sich schnell verkühlen. Sie neigen u.a. zu Erkältungen der Blase, der Bronchien, des Darmes. Bei **Dulcamara** stehen nicht die Symptome im Vordergrund, sondern die Ursache. Jeglicher Wechsel von warm und trocken zu nass und kalt kann zu einer Erkältung führen. Kalte Füße, das Sitzen auf einem kalten Stein, der nasse Badeanzug beim Schwimmen, das Verkühlen am Abend an den letzten warmen Herbsttagen – immer dann ist **Dulcamara** angezeigt.
Im Gegensatz zu **Belladonna** treten die Erkältungssymptome nicht so plötzlich, massiv und heftig auf.

Grippaler Infekt

Eupatorium   Eupatorium perfoliatum   Wasserhanf

das „Grippemittel"

Leitsymptome:
- starke Knochen-, Muskel- und Gliederschmerzen
- berstende Kopfschmerzen
- Zerschlagenheitsgefühl
- großer Durst
- Schüttelfrost
- Fieber am Morgen meist erhöht

Schlimmer:
- morgens
- Geruch/Anblick von Essen

Besser:
- nach Schweißausbruch

Haverland, Homöopathie 2007, S. 317

Grippaler Infekt

Dosierung:
Im akuten Fall halbstündlich eine Gabe D6 bis zur Besserung. Dann die Abstände verlängern.

Praktische Tipps für die Beratung in der Offizin:
Der Begriff „Grippemittel" erklärt sehr Vieles. Hier stehen die Gliederschmerzen im Vordergrund. Man fühlt sich zerschlagen, „wie geprügelt" und alles tut weh. Wenn Husten dazukommt, schmerzt der Brustkorb. Die Kopfschmerzen sind klopfend und selbst die Augäpfel tun weh.

Grippaler Infekt

Ferrum phosphoricum
Eisenphosphat

Leitsymptome:
- symptomarme Infekte mit und ohne Fieber
- langsamer, schleichender Beginn
- wenig beeinträchtigtes Allgemeinbefinden
- Muskel- und Kopfschmerz

Schlimmer:
- nachts
- durch Wärme

Besser:
- Kälte
- Ruhe
- Hinlegen

Grippaler Infekt

Dosierung:
Zu Beginn stündlich eine Gabe D12. Am nächsten Tag 3–5-mal täglich eine Gabe, bis die Symptome abklingen.

Praktische Tipps für die Beratung in der Offizin:
Ferrum phosphoricum ist das Mittel im ersten Stadium von entzündlichen Erkrankungen. Denken Sie immer an **Ferrum phosphoricum**, wenn die geschilderten Symptome auf keine andere Arznei passen und sich die Erkrankung erst im Anfangsstadium befindet. Eventuell zeigt die Person auch eine allgemeine Abwehrschwäche und klagt über häufige banale Infekte. Trotz hohen Fiebers ist das Allgemeinbefinden wenig beeinträchtigt und der Betroffene kann seinem „Tagesgeschäft" nachgehen.

Grippaler Infekt

Gelsemium — Gelsemium sempervirens — Wilder Jasmin

Leitsymptome:
- langsamer Beginn
- große Schläfrigkeit und Erschöpfung
- Kälteschauer, die über den Rücken laufen
- Kopfschmerzen vom Nacken aus
- dumpfer, schwerer Kopf
- mäßig hohes Fieber

Folge von:
- Gemütsbewegung, Schreck
- Prüfung, Stress

Schlimmer:
- Föhn, Frühlingswetter, Sonnenhitze

Besser:
- frische Luft
- Harnabgang

Haverland, Homöopathie 2007, S. 321

Grippaler Infekt

Geist-Gemüt-Symptome:
Schläfrigkeit, Erschöpfung, man kann den Kopf nicht hoch halten und selbst die Augenlider erscheinen so schwer, dass man die Augen nicht offen halten kann.

Dosierung:
Im akuten Fall stündlich eine Gabe D6 bis zur Besserung. Dann die Abstände verlängern.

Praktische Tipps für die Beratung in der Offizin:
Gelsemium ist angezeigt bei Frühlings- oder Sommererkältung sowie bei Beschwerden nach Wetterumschwung.
Folge von Prüfung, Stress bedeutet, dass Personen immer vor einem solchen Ereignis oder in angespannten Situationen eine Erkältung bekommen. Sie sind dann unfähig zu handeln – „wie gelähmt".
Besserung durch Harnabgang betrifft vor allem die Kopfschmerzen.

13 Fragekarte: Haarausfall in der Stillzeit

Haarausfall in der Stillzeit ist hormonell bedingt und damit eine normale Erscheinung. Wenn die Stillzeit beendet und die hormonelle Umstellung abgeschlossen ist, wachsen die Haare wieder nach. Wenn der Stillenden aber der Haarausfall sehr stark vorkommt, kann man mit den folgenden homöopathischen Mitteln Hilfe anbieten.

Da die Abklärung der Leitsymptome der einzelnen Mittel in der Offizin oft schwierig ist, sollte zunächst das Augenmerk auf den Geist-Gemüt-Zustand der Kundin gerichtet sein und speziell dazu Fragen gestellt werden.

1. **Wie ist die Stimmungslage?**
    - ▶ gereizt, gleichgültig, überfordert .... Sepia, Lycopodium
    - ▶ introvertiert, verschlossen .... Natrium chloratum
    - ▶ distanziert (hochmütig) ....Sepia
2. **Abgrenzung von Sepia und Lycopodium:**
    - ▶ erträgt keinen Widerspruch, ungeduldig ....Lycopodium
    - ▶ möchte ihre Ruhe haben, Verlangen nach Sport ....Sepia
3. **Abgrenzung von Natrium chloratum und Sepia:**
    - ▶ zieht sich zurück, innerlich tief verletzt, nachtragend .... Natrium chloratum
    - ▶ lebt ihre Gereiztheit aus ....Sepia

Haverland, Homöopathie 2007, S. 323

Fragekarte: Haarausfall in der Stillzeit

Wenn sich ein passendes Geist-Gemüt-Bild gefunden hat, kann man nun anhand der einzelnen Arzneikarte noch weitere Symptome abklären. Die Geist-Gemüt-Symptomatik steht hier allerdings an erster Stelle und ist richtungweisend für die Arznei.

Wenn nichts Passendes dabei sein sollte, kann man hier auf die Biochemie zurückgreifen und die **Schüßler Salze Nr. 1** und **11** zur innerlichen Anwendung empfehlen.

Dosierung:
Von beiden Mineralsalzen 6 Tabletten über den Tag verteilt, üblicherweise nimmt man 3-mal täglich je 2 Tabletten. Die Tabletten im Wasser lösen und schluckweise trinken oder im Mund zergehen lassen. Die Anwendung kann über einen längeren Zeitraum (6–8 Wochen) erfolgen.

Haarausfall in der Stillzeit

Lycopodium   Lycopodium clavatum   Bärlappsporen

Leitsymptome:
- vorzeitiges Ergrauen der Haare
- trockene, faltige Haut
- vorzeitig gealtert
- weiteres Symptom: Blähungen
- reizbar, ungeduldig

Folge von:
- hormonellen Veränderungen

Haarausfall in der Stillzeit

Geist-Gemüt-Symptome:
Die Reizbarkeit tritt vor allem am Morgen auf. **Lycopodium**-Mütter können sehr herrisch sein, ertragen keinen Widerspruch.
Typisch ist auch der Süßigkeiten-Hunger ab dem späten Nachmittag, meist zwischen 16 und 20 Uhr.

Dosierung:
2-mal täglich eine Gabe D12 für einen längeren Zeitraum (4–6 Wochen) oder bis der Haarausfall deutlich nachlässt.

Haarausfall in der Stillzeit

Natrium chloratum Natriumchlorid Kochsalz

Leitsymptome:
- allgemein trockene Haut, aber oft fettige Stirnpartie
- fettige Haare, die büschelweise ausfallen
- eventuell schuppige, juckende Kopfhaut
- generell eine Neigung zu Hautproblemen
- Abmagerung trotz guten Appetits

Folge von:
- Kummer und Sorgen
- hormonellen Veränderungen

Schlimmer:
- Trost und Zuwendung

Haverland, Homöopathie 2007, S. 327

Haarausfall in der Stillzeit

Geist-Gemüt-Symptome:
Natrium chloratum-Mütter sind sehr introvertiert, verschlossen und ziehen sich gerne zurück. Sie sind auf emotionaler Ebene leicht verletzbar und **sehr** nachtragend. Ihren Kummer können Sie aber nicht zeigen (kein Weinen vor anderen) und lehnen daher auch Trost ab.

Dosierung:
2-mal täglich eine Gabe D12 für einen längeren Zeitraum (4–6 Wochen) oder bis der Haarausfall deutlich nachlässt.

Praktische Tipps für die Beratung in der Offizin:
Natrium chloratum ist ein wichtiges Kummermittel, vor allem bei altem, lange zurückliegendem Kummer. Typisch sind ewiges Grübeln über längst vergangene Situationen, eine innere Traurigkeit mit melancholischem Gesichtsausdruck. **Natrium chloratum**-Personen bauen eine Mauer um sich und lassen wenig Annäherung zu.

13 Haarausfall in der Stillzeit

Sepia   Sepia officinalis   Tintenfisch

Leitsymptome:
- gelbliche Gesichtsfarbe, braune Hautflecken, dunkle Augenringe
- Pickel auf der Stirn am Haaransatz
- Chronische, juckende Hautausschläge am Haaransatz oder Kopfhaut
- müde, erschöpft, überfordert und dadurch gereizt
- vermindertes sexuelles Verlangen

Folge von:
- hormonellen Veränderungen

Schlimmer:
- Kälte

Besser:
- alleine sein
- Wärme
- Bewegung

Haverland, Homöopathie 2007, S. 329

Haarausfall in der Stillzeit

Geist-Gemüt-Symptome:
Gereizt, gleichgültig, erschöpft sind typische Symptome. **Sepia**-Mütter lehnen oft die Personen ab, die ihnen eigentlich am nächsten stehen. Durch den Spagat zwischen Beruf und Familie zerrissen. Nur in Gesellschaft und bei körperlicher Betätigung (Sport, Tanzen) blüht sie auf.

Dosierung:
2-mal täglich eine Gabe D12 für einen längeren Zeitraum (4–6 Wochen) oder bis der Haarausfall deutlich nachlässt.

Praktische Tipps für die Beratung in der Offizin:
Sepia ist ein sehr wichtiges Mittel bei psychischen Verstimmungen (siehe auch postnatale Beschwerden oder Stimmungsveränderungen) gepaart mit körperlichen Symptomen (hier Haarausfall).

Fragekarte: Hämorrhoiden

Blutende Hämorrhoiden mit starken Schmerzen sollten zunächst ärztlich abgeklärt werden.

Da die Leitsymptome von Hämorrhoiden in der Offizin oft schwierig zu erfragen sind bzw. die Betroffenen die jeweiligen Fragen selten hilfreich beantworten können, empfiehlt sich hier in der Beratung wieder auf die bewährten Indikationen zurückzugreifen.

Es besteht dennoch die Möglichkeit anhand der einzelnen Arzneikarte die Symptome genauer abzuklären.

1. **Hämorrhoiden *in* der Schwangerschaft** .... Aesculus
2. **Hämorrhoiden *nach* der Schwangerschaft** .... Hamamelis
3. **Hämorrhoiden mit Verstopfung** .... Collinsonia

Haverland, Homöopathie 2007, S. 331

Fragekarte: Hämorrhoiden

Weitere Beratungstipps:
Bei einer allgemeinen Bindegewebsschwäche kann man innerlich die **Schüßler-Salze Nr. 1** und **11** empfehlen.

Dosierung der Salze:
Von beiden Mineralsalzen 6 Tabletten über den Tag verteilt, üblicherweise nimmt man 3-mal täglich je 2 Tabletten. Die Tabletten im Wasser lösen und schluckweise trinken oder im Mund zergehen lassen. Die Anwendung kann über einen längeren Zeitraum (6–8 Wochen) erfolgen.

Hämorrhoiden

Aesculus   Aesculus hippocastanum   Rosskastanie

Leitsymptome:
- große äußere blaurote Hämorrhoiden
- brennende Hämorrhoiden mit Fremdkörpergefühl
- stechende Schmerzen wie durch Holzsplitter
- dumpfe Kreuzschmerzen
- Schmerzen nach dem Stuhlgang

Schlimmer:
- Bettwärme (Jucken)

Besser:
- Kälte

Hämorrhoiden

Dosierung:
3-mal täglich eine Gabe D6 über einen längeren Zeitraum. Nach sechs Wochen sollte man eine Pause von einer Woche einlegen, um danach eventuell die Einnahme fortzusetzen. Wenn die Arznei aufgrund von akuten Schmerzen eingenommen wurde, hört man mit der Einnahme auf, sobald die Beschwerden deutlich besser werden.

Praktische Tipps für die Beratung in der Offizin:
Aesculus hat sich bewährt zur Anwendung **in** der Schwangerschaft. **Hamamelis** dagegen ist das bewährte Mittel zur Anwendung **nach** der Schwangerschaft. Beide Mittel können also unterstützend gegeben werden, auch wenn die Schmerzcharakteristik oder das Aussehen der Hämorrhoiden nicht exakt mit den umstehend genannten Leitsymptomen übereinstimmen.

Hämorrhoiden

Collinsonia   Collinsonia canadensis   Grießwurzel

Leitsymptome:
- Hämorrhoiden mit chronischer Verstopfung (harter, knolliger Stuhl)
- Blähungskoliken
- Gefühl, wie ein Pflock im Anus
- Hämorrhoiden an der Vagina
- Jucken, Brennen

Schlimmer:
- Kälte

Besser:
- warme Anwendungen

Hämorrhoiden

Dosierung:
3-mal täglich eine Gabe D6 über einen längeren Zeitraum. Nach sechs Wochen sollte man eine Pause von einer Woche einlegen, um danach eventuell die Einnahme fortzusetzen. Wenn die Arznei aufgrund von akuten Schmerzen eingenommen wurde, hört man mit der Einnahme auf, sobald die Beschwerden deutlich besser werden.

Praktische Tipps für die Beratung in der Offizin:
Die chronische Verstopfung in der Schwangerschaft verbunden mit Hämorrhoiden ist hier die Leitsymptomatik. **Collinsonia** ist hier ein bewährtes Mittel während und zum Ende der Schwangerschaft.

Hämorrhoiden

Hamamelis — Hamamelis virginiana — Zaubernuss

Leitsymptome:
- große, äußere, dunkelrote bis bläuliche Hämorrhoiden
- sehr schmerzhaft, entzündet und berührungsempfindlich
- After fühlt sich wund an, wie gequetscht
- dunkle, venöse Blutung nach dem Stuhlgang
- Neigung zu Krampfadern in der Schwangerschaft

Folge von:
- Schwangerschaft

Schlimmer:
- Berührung
- feuchte Wärme

Hämorrhoiden

Dosierung:
3-mal täglich eine Gabe D6 über einen längeren Zeitraum. Nach sechs Wochen sollte man eine Pause von einer Woche einlegen, um danach eventuell die Einnahme fortzusetzen. Wenn die Arznei aufgrund von akuten Schmerzen eingenommen wurde, hört man mit der Einnahme auf, sobald die Beschwerden deutlich besser werden.

Praktische Tipps für die Beratung in der Offizin:
Hamamelis hat sich bewährt zur Anwendung **nach** der Schwangerschaft.
Aesculus dagegen ist das bewährte Mittel zur Anwendung **in** der Schwangerschaft.
Beide Mittel können unterstützend gegeben werden, auch wenn die Schmerzcharakteristik oder das Aussehen der Hämorrhoiden nicht exakt mit den umstehend genannten Leitsymptomen übereinstimmt.
Auch nach einer operativen Hämorrhoidenbehandlung kann **Hamamelis** zur Nachsorge für drei Wochen gegeben werden.
Äußerlich kann man unterstützend eine Hamamelis-Salbe empfehlen.

Fragekarte: Halsschmerzen

1. Wie war der Beginn der Halsschmerzen?
- plötzlich, heftig ....Aconitum, Belladonna, Apis
- weniger plötzlich ....Ferrum phosphoricum, Phytolacca

2. Möchte man lieber etwas Warmes oder Kaltes trinken?
- warm ....Belladonna
- kalt .... Aconitum, Apis, Phytolacca, Ferrum phosphoricum

3. Ist Durst vorhanden?
- ja ....Aconitum
- nein ....Belladonna, Apis
- normal ....Phytolacca, Ferrum phosphoricum

4. Wie kann man den Schmerz beschreiben?
- stechend, brennend ....Apis, Aconitum
- pochend, klopfend, brennend ....Belladonna
- starke, unsymptomtische Schmerzen .... Phytolacca
- weniger starke, unsymptomatische Schmerzen ....Ferrum phosphoricum

Haverland, Homöopathie 2007, S. 339

15 Halsschmerzen

Aconitum — Aconitum napellus — Blauer Eisenhut

Leitsymptome:
- plötzlicher Beginn
- stechende, brennende Schmerzen
- sehr schmerzhaftes Schlucken
- trockener, roter Rachen
- großer Durst

Folge von:
- trockener, kalter Witterung
- kaltem Wind

Schlimmer:
- um Mitternacht

Besser:
- Kälte (kalte Getränke)

Halsschmerzen

Geist-Gemüt-Symptome:
Unruhig, ruhelos, ängstlich.

Dosierung:
Im akuten Fall (oft plötzliche Halsschmerzen mitten in der Nacht) alle 15–30 min eine Gabe D6 lutschen, bis man zur Ruhe kommt und wieder einschläft bzw. am Tage bis die Schmerzen weniger werden. Bei Besserung dann die Abstände verlängern.

Praktische Tipps für die Beratung in der Offizin:
Verschlimmerung um Mitternacht bedeutet, dass die Symptome häufig ganz plötzlich und heftig in der Nacht anfangen. Dann wäre eine sofortige Gabe von **Aconitum** angezeigt. **Aconitum** ist daher ein Mittel, welches zu Hause vorhanden sein muss. Bis der Gang zu Apotheke erfolgt, kann die Krankheit schon weiter fortgeschritten sein und die Symptome haben sich verändert.
Es hat sich auch eine Gabe vor dem Zubettgehen bewährt, wenn man das Gefühl hat: „Morgen werde ich krank". Hier darf es auch in der einmaligen Gabe eine C30 Potenz sein.

15 Halsschmerzen

Apis — Apis mellifica — Honigbiene

Leitsymptome:
- stechende Schmerzen beim Schlucken
- blassroter, geschwollener Gaumen
- Zäpfchen glasig dick geschwollen
- keinen Durst

Schlimmer:
- Wärme, Berührung

Besser:
- Kälte (kalte Getränke)

Halsschmerzen

Dosierung:
Im akuten Fall stündlich eine Gabe D6. Bei Besserung werden die Abstände verlängert.

Praktische Tipps für die Beratung in der Offizin:
Apis und **Aconitum** (siehe dort) sind sich sehr ähnlich, bei beiden Mitteln lindern kalte Getränke die Beschwerden. Abzugrenzen sind sie durch das fehlende Verlangen nach Getränken bei **Apis**, wohingegen sich **Aconitum** durch großen Durst auszeichnet. Außerdem steht bei **Apis** das Gefühl „alles ist geschwollen" mit starken Schluckbeschwerden im Vordergrund.
Hilfreich ist es, wenn die Patientin über die Farbe ihres Rachens Auskunft geben kann: knallrot – blassrot? (knallrot: **Aconitum** oder **Belladonna**; blassrot: **Apis**).

15 Halsschmerzen

Belladonna — Atropa belladonna — Tollkirsche

Leitsymptome:
- plötzlicher Beginn
- brennende, pochende Schmerzen
- knallroter, trockener Rachen und himbeerrote Zunge
- Schluckzwang trotz Schmerzen
- kein Durst

Folge von:
- feucht-kaltem Wetter
- intensiver Sonnenbestrahlung, Hitze

Schlimmer:
- Kälte (kalte Getränke)

Besser:
- Wärme (warme Getränke, Bedürfnis nach Schal um den Hals)

Halsschmerzen

Dosierung:
Im akuten Fall stündlich eine Gabe D6. Bei Besserung werden die Abstände verlängert.

Praktische Tipps für die Beratung in der Offizin:
Die starken Halsschmerzen, verbunden mit einer himbeerroten Zunge, können auf eine Scharlachinfektion hinweisen, die unbedingt ärztlich abzuklären ist. **Belladonna** ist aber auch bei dieser Indikation begleitend zur ärztlichen Therapie das Mittel der Wahl.

15 Halsschmerzen

Ferrum phosphoricum   Eisenphosphat

Leitsymptome:
- langsam beginnende Beschwerden
- unsymptomatische Beschwerden

Schlimmer:
- Wärme (warme Getränke)

Besser:
- Kälte (kalte Getränke)

Halsschmerzen

Dosierung:
Zu Beginn stündlich eine Gabe D12. Am 2. Tag 3–5-mal täglich bis die Symptome abklingen.

Praktische Tipps für die Beratung in der Offizin:
Ferrum phosphoricum ist ein äußerst hilfreiches Mittel für entzündliche Erkrankungen im ersten Stadium.
Denken Sie immer an **Ferrum phosphoricum**, wenn die geschilderten Symptome auf keine andere Arznei passen und sich die Erkrankung erst im Anfangsstadium befindet.
Eventuell zeigt die Person auch eine allgemeine Abwehrschwäche und klagt über häufige banale Infekte.

15 Halsschmerzen

Phytolacca   Phytolacca americana   Kermesbeere

Leitsymptome:
- unsymptomatische Beschwerden
- dunkelroter Rachen
- Schmerzen strahlen zu den Ohren aus
- Schmerz, als ob etwas im Hals feststeckt
- Brennen im Rachen

Schlimmer:
- Wärme (heiße Getränke)

Besser:
- Kälte (kalte Getränke)

Cave: Nicht in der Stillzeit geben, da **Phytolacca** einen großen Einfluss auf die Milchbildung und Milchregulation hat.

Haverland, Homöopathie 2007, S. 349

Halsschmerzen

Dosierung:
Im akuten Fall stündlich eine Gabe D6. Bei Besserung werden die Abstände verlängert.

Praktische Tipps für die Beratung in der Offizin:
Ein gutes Mittel bei starken, schmerzhaften Beschwerden, wenn kein besser passendes Mittel gefunden wurde.
Phytolacca hat sich auch zur unterstützenden Behandlung einer Seitenstrangangina bewährt sowie zur Nachbehandlung einer Streptokokkenangina, um einen Rückfall zu vermeiden.

Fragekarte: Husten

Zunächst muss in der Beratung der aktuelle Status des Hustens abgeklärt und überprüft werden, ob Selbstmedikation möglich ist. Bei Verdacht auf Lungenentzündung (Fieber, Atemnot, blutiger Auswurf) und bei chronischer Bronchitis ist der Verweis zum Arzt selbstverständlich.
Husten bedarf aufgrund seiner vielfältigen Symptome einer umfangreicheren Beratung als andere Indikationen. Daher benötigt man gerade am Anfang mehr Zeit zur Mittelfindung.

1. In welchem Stadium befindet sich der Husten?
- ▶ am Anfang ....Belladonna
- ▶ trocken, wenig bis kein Schleim ....Bryonia, Drosera
- ▶ viel Schleim ....Pulsatilla, Ipecacuanha

2. Wie kann man den Husten beschreiben?
- ▶ bellend, trocken, krampfig ....Belladonna, Drosera
- ▶ zäh, anstrengend, pfeifender Atem .... Ipecacuanha
- ▶ schmerzhaft ....Bryonia
- ▶ locker am Morgen, trocken zur Nacht .... Pulsatilla

Haverland, Homöopathie 2007, S. 351

Fragekarte: Husten

3. Gibt es auffallende Begleitsymptome?
- großer Durst .... Bryonia
- Erbrechen oder Würgereiz .... Drosera, Ipecacuanha
- Kratzen, Kitzeln im Hals .... Belladonna, Drosera
- unfreiwilliger Urinabgang beim Husten .... Pulsatilla

4. Was verbessert die Beschwerden?
- Ruhe .... Ipecacuanha, Belladonna
- Kopfhochlage .... Belladonna
- frische Luft .... Pulsatilla
- Halten des Brustkorbs .... Bryonia, Drosera

Die hier genannten Arzneien stellen nur eine Auswahl aller bei akutem Husten möglichen Homöopathika dar. Gewählt wurden sie auf Grund ihrer Häufigkeit und eindeutigen Abgrenzungsmöglichkeiten untereinander.

Haverland, Homöopathie 2007, S. 352

Husten, trocken und im Anfangsstadium

Belladonna Atropa belladonna Tollkirsche

Leitsymptome:
- plötzlicher Beginn, evtl. Fieber (kein Durst)
- Husten ist bellend, trocken, krampfig
- Gefühl eines wunden Halses („rohes Fleisch")
- Kratzen und Engegefühl im Hals
- rotes heißes Gesicht beim Husten

Folge von:
- feucht-kaltem Wetter

Schlimmer:
- abends, nachts
- bei jeder Bewegung
- flaches Liegen

Besser:
- Ruhe
- halbaufrechte Lage

Husten, trocken und im Anfangsstadium

Geist-Gemüt-Symptome:
Man möchte seine Ruhe haben, keine Musik, keine Gespräche (Sprechen erzeugt auch Hustenanfälle).

Dosierung:
Im akuten Fall stündlich eine Gabe D6. Bei Besserung werden die Abstände verlängert.

Praktische Tipps für die Beratung in der Offizin:
Die Besserung in halbaufrechter Lage ist sehr typisch für Belladonna. Kaum hat man ein zusätzliches Kissen im Rücken oder sitzt im Bett werden die bellenden Hustenanfälle auffallend weniger.
Bei plötzlichem, trockenem Husten im Anfangsstadium bitte auch an **Aconitum D6** denken, wenn großer Durst auf kalte Flüssigkeit besteht und die Ursache trockene Kälte oder Wind ist.

16 Husten, trocken und sekretarm   S

Bryonia   Bryonia dioica   Zaunrübe

Leitsymptome:
- harter, trockener Husten, der sich allmählich entwickelt
- stechende Schmerzen, die sich durch Druck verbessern (Patientin hält sich den Brustkorb beim Husten)
- oft begleitet von berstenden Kopfschmerzen
- gieriger Durst auf kalte Flüssigkeit

Folge von:
- trockener Kälte

Schlimmer:
- Bewegung, Sprechen, tiefes Atmen (kann Hustenanfall auslösen)
- beim Eintreten in warme Räume

Besser:
- Ruhe, Druck, Liegen auf der schmerzhaften Seite
- warme Getränke (obwohl kalte gewünscht werden)

Haverland, Homöopathie 2007, S. 355

Husten, trocken und sekretarm

Geist-Gemüt-Symptome:
Die Gereiztheit steht hier im Vordergrund. Nichts passt in dem Moment. Kleinigkeiten können einen auf die Palme bringen. Am meisten genervt ist man über die Erkrankung an sich und über die Hustenattacken.

Dosierung:
Im akuten Fall stündlich eine Gabe D6. Bei Besserung werden die Abstände verlängert.

Praktische Tipps für die Beratung in der Offizin:
Bryonia ist ein Hauptmittel bei trockenem, schmerzhaftem Husten. Die wichtigsten Symptome sind die Besserung durch Druck und der große Durst. Ein weiteres Hauptsymptom sind die Schmerzen, die durch die Bewegung des Brustkorbs im Hustenanfall entstehen. Man versucht, diesen Schmerz durch Drücken der Hände auf die Brust zu vermindern.

16 Husten, trocken und sekretarm

Drosera
Drosera rotundifolia   Sonnentau

Leitsymptome:
- heftige Hustenattacken, kaum Zeit zum Luftholen
- bellender, blecherner Reizhusten
- Atemnot mit Erstickungsgefühl
- Husten mit Würgen und Erbrechen
- Kitzelreiz im Kehlkopf (Auslöser der Hustenanfälle)
- Heiserkeit; tiefe, heisere Stimme

Schlimmer:
- nachts
- Liegen (Husten, sobald der Kopf das Kissen berührt)
- Bettwärme
- Sprechen, Trinken

Besser:
- Pressen der Hände auf den Brustkorb

Husten, trocken und sekretarm

Dosierung:
Im akuten Fall stündlich eine Gabe D6. Bei Besserung werden die Abstände verlängert.

Praktische Tipps für die Beratung in der Offizin:
Die Besserungsmodalität ist ähnlich wie bei **Bryonia**. Hier steht aber die Atemnot und das Würgen bzw. Erbrechen beim Hustenanfall im Vordergrund. **Bryonia** ist mehr gekennzeichnet durch den großen Durst und erfährt auch, anders als **Drosera**, eine Besserung beim Trinken.
Wenn zähes Schleimrasseln vorhanden ist, bitte bei **Ipecacuanha** nachsehen.
Eine weitere Arznei bei nächtlichem spastischem Reizhusten ist **Hyoscyamus D6**. Es ist **Drosera** sehr ähnlich, allerdings stehen Atemnot und Erstickungsgefühl nicht so sehr im Vordergrund. Wenn durch **Drosera** keine Besserung eintritt, wäre **Hyoscyamus** das Mittel der 2. Wahl.

Husten, sekretreich

Ipecacuanha Cephaelis ipecacuanha Brechwurzel

Leitsymptome:
- Husten mit Übelkeit und Erbrechen oder Würgen
- pfeifender Husten mit Atemnot, Heiserkeit
- Kurzatmigkeit, Erstickungsgefühl
- zäher Schleim, der schwer abgehustet werden kann
- Schleim rasselt in den Bronchien
- Zunge ist ohne Belag

Folge von:
- feuchtwarmer Witterung (Frühling)
- langem Aufenthalt in kalter Winterluft

Schlimmer:
- Temperaturextreme (warme Räume – kalte Luft)
- beim Hinlegen

Besser:
- Ruhe

Husten, sekretreich

Geist-Gemüt-Symptome:
Die Patientin ist sehr erschöpft und blass mit dunklen Augenringen, evtl. kalter Schweiß auf der Stirn nach den Hustenanfällen.

Dosierung:
Im akuten Fall stündlich eine Gabe D6. Bei Besserung werden die Abstände verlängert.

Praktische Tipps für die Beratung in der Offizin:
Die Symptome von **Ipecacuanha** und **Drosera** sind sich sehr ähnlich. Mit dem großem Unterschied, dass bei **Ipecacuanha** Schleim vorhanden ist, der aber sehr zäh ist und erst gelöst werden muss. Man ist völlig erschöpft, weil das Abhusten des zähen Schleims sehr anstrengend ist. Das Schleimrasseln fehlt bei **Drosera**.

Husten, sekretreich

Pulsatilla   Pulsatilla pratensis   Wiesenküchenschelle

Leitsymptome:
- Husten mit gelbgrünem Schleim, morgens locker und gut abhustbar
- Husten wird abends dann wieder trocken, hart und krampfartig
- unfreiwilliger Urinabgang beim Husten
- Husten fast nie bei Aufenthalt im Freien

Schlimmer:
- starke körperliche Belastung (Hustenanfall)
- abends, nachts
- warme Räume, Bettwärme

Besser:
- in der frischen Luft
- leichte Bewegung

Haverland, Homöopathie 2007, S. 361

Husten, sekretreich

Geist-Gemüt-Symptome:
Anhänglich, kuschelig und trostbedürftig ist die Patientin. Typisch für **Pulsatilla** sind auch Stimmungsschwankungen von fröhlich zu traurig, zwischen Weinen und Lachen.

Dosierung:
Im akuten Fall stündlich eine Gabe D6. Bei Besserung werden die Abstände verlängert.

Praktische Tipps für die Beratung in der Offizin:
Herausragend ist hier das Bedürfnis **nach** und die Besserung **in** der frischen Luft.

Fragekarte: Hypotonie

Bei der leichten Hypotonie, vor allem zu Beginn der Schwangerschaft, können Begleitsymptome und Modalitäten abgefragt werden. Wenn die Schwangere aber keine genauen Angaben machen kann, wählt man Haplopappus als bewährtes Mittel.

1. Gibt es Begleitsymptome?
- Übelkeit .... Tabacum
- Kollapsneigung .... Veratrum album
- nichts besonderes, evtl. Müdigkeit ....Haplopappus

2. Wann sind die Beschwerden besser?
- beim Hinlegen .... Veratrum album, Haplopappus
- frische, kalte Luft am Bauch .... Tabacum

3. Wann sind die Beschwerden schlimmer?
- am Morgen .... Veratrum album
- bei längerem Stehen ....Haplopappus
- durch geringste Bewegung .... Tabacum

Haverland, Homöopathie 2007, S. 363

Hypotonie

Haplopappus
Haplopappus baylahuen   Bailahuenkraut

Leitsymptome:
- Kreislaufschwäche
- Schwarzwerden, Flimmern vor den Augen
- Müdigkeit, Kopfschmerzen, Schwindel
- Kältegefühl in den Armen und Beinen

Schlimmer:
- Kälte
- längeres Stehen

Besser:
- Ruhe

Haverland, Homöopathie 2007, S. 365

Hypotonie

Dosierung:
3-mal täglich eine Gabe D3. Bei akuten Beschwerden am Morgen nach dem Aufstehen kann man die Gabe auch alle 10–15 min wiederholen, um dann wieder mit der Einnahme aufzuhören, wenn die Symptome besser werden.

Praktische Tipps für die Beratung in der Offizin:
Bewährtes Mittel zur Behandlung leichter Fälle von Hypotonie und des orthostatischen Syndroms (schnelles Aufrichten führt zu Schwindel und Kreislaufschwäche). Die Schwangere fühlt sich müde und immer unausgeschlafen.

Hypotonie

Tabacum Nicotiana tabacum Tabak

Leitsymptome:
- Hypotonie mit Übelkeit (man fühlt sich sterbenselend)
- Kopfschmerzen, Schwindel
- Kälte am ganzen Körper
- kalter klebriger Schweiß am ganzen Körper

Schlimmer:
- Tabakrauch
- geringste Bewegung
- Öffnen der Augen

Besser:
- durch Entblößen des Bauches
- an der frischen Luft

Haverland, Homöopathie 2007, S. 367

Hypotonie

Dosierung:
3-mal täglich eine Gabe D6. Bei akuten Beschwerden kann man die Gabe auch alle 10–15 min wiederholen, um dann wieder mit der Einnahme aufzuhören, wenn die Symptome besser werden.

Praktische Tipps für die Beratung in der Offizin:
Tabacum hat als besonderes Symptom eine Besserung beim Entblößen des Bauches. Die Schwangere hat wirklich das Bedürfnis, kalte Luft direkt an die nackte Haut zu lassen.
Das Übelkeitsgefühl kann vielleicht mit der Übelkeit nach der ersten heimlich gerauchten Zigarette verglichen werden.

17 Hypotonie

Veratrum album   Helleborus albus   Weißer Nieswurz

Leitsymptome:
- Hypotonie mit Kollapsneigung
- kalter Stirnschweiß, Kältegefühl am ganzen Körper
- blasses Gesicht
- großer Durst
- eventuell verbunden mit Erbrechen, Durchfall, Bauchkrämpfen

Schlimmer:
- kalte Getränke (obwohl danach verlangt wird)
- am Morgen
- beim Aufrichten

Besser:
- Wärme
- Liegen

Hypotonie

Dosierung:
3-mal täglich eine Gabe D6. Bei akuten Beschwerden am Morgen, nach dem Aufstehen kann man die Gabe auch alle 10–15 min wiederholen, um dann mit der Einnahme aufzuhören, wenn die Symptome besser werden.

Praktische Tipps für die Beratung in der Offizin:
Veratrum album ist auch ein Mittel bei Magen-Verstimmung, die mit Kreislaufschwäche verbunden ist.

Fragekarte: Kopfschmerzen

Plötzliche unerträgliche Schmerzen, evtl. mit Fieber müssen fachlich abgeklärt werden. Dies gilt auch für starke Kopfschmerzen, die mit einer homöopathischen Behandlung nach 24 Stunden keine Besserung erfahren.

1. Gibt es eine Ursache für die Kopfschmerzen?
- Wetterwechsel .... Gelsemium
- zu viel Sonne .... Gelsemium, Belladonna
- Ärger .... Bryonia
- Stress, Überarbeitung .... Nux vomica
- Erkältung .... Belladonna, Pulsatilla, Gelsemium
- eventuell die Schwangerschaft .... Pulsatilla

2. Wo sitzt der Schmerz?
- Hinterkopfschmerz, zieht zur Stirn .... Gelsemium
- Schläfenschmerz, von der Stirn zum Nacken .... Bryonia
- Hinterkopf oder über den Augen .... Nux vomica
- wechselnder Ort .... Pulsatilla
- einseitiger Schmerz, meistens rechts .... Belladonna

Haverland, Homöopathie 2007, S. 371

Fragekarte: Kopfschmerzen

3. Wie ist der Schmerz?
- pulsierend, pochend, klopfend .... Belladonna
- berstend, kaum zu ertragen .... Bryonia
- dumpf .... Gelsemium
- drückend .... Pulsatilla

4. Was verschlimmert den Schmerz?
- Bewegung .... Bryonia, Belladonna
- warme, stickige Räume .... Pulsatilla, Gelsemium
- Lärm, Licht .... Belladonna
- Kälte .... Nux vomica

5. Was verbessert den Schmerz?
- Ruhe .... Bryonia, Belladonna, Gelsemium, Nux vomica
- fester Druck .... Bryonia
- frische, kühle Luft .... Pulsatilla
- kurzer Schlaf .... Nux vomica

Die hier genannten Arzneien stellen nur eine Auswahl aller bei akuten Kopfschmerzen möglichen Homöopathika dar. Gewählt wurden sie auf Grund ihrer Häufigkeit und eindeutigen Abgrenzungsmöglichkeiten untereinander.

Haverland, Homöopathie 2007, S. 372

Kopfschmerzen

Belladonna — Atropa belladonna — Tollkirsche

Leitsymptome:
- plötzliche, heftige Beschwerden
- pulsierende, klopfende, brennende Schmerzen
- Beschwerden häufiger auf der rechten Seite

Folge von:
- zu viel Sonne
- Zugluft mit Feuchtigkeit

Schlimmer:
- Berührung, Bewegung, Erschütterung
- flaches Liegen
- alle Sinneseindrücke (Lärm, Licht)

Besser:
- Ruhe
- Rückwärtsbeugen des Kopfes
- halbaufrechte Lage

Haverland, Homöopathie 2007, S. 373

Kopfschmerzen

Dosierung:
Im akuten Fall alle 15–30 min eine Gabe D6. Bei Besserung werden die Abstände verlängert.

Praktische Tipps für die Beratung in der Offizin:
Ein sehr häufiges Mittel bei Kopfschmerzen. Bitte hier vor allem die Schmerzcharakteristik (pochend, klopfend) und die Verschlimmerungsmodalitäten beachten.

Kopfschmerzen

Bryonia   Bryonia dioica   Zaunrübe

Leitsymptome:
- berstende, rasende Kopfschmerzen
- von der Stirn zum Nacken ziehend
- Schläfenschmerz
- Schmerz sitzt hinter den Augen

Folge von:
- Zorn, Ärger
- Magen-Darm-Störungen

Schlimmer:
- geringste Bewegung, Erschütterung

Besser:
- fester Druck: z.B. Druckmassage
- kalte Auflagen
- geschlossene Augen
- Ruhe

Kopfschmerzen

Geist-Gemüt-Symptome:
Gereizte Stimmung. Die Patientin möchte ihre Ruhe haben.

Dosierung:
Im akuten Fall alle 15–30 min eine Gabe D6. Bei Besserung werden die Abstände verlängert.

Praktische Tipps für die Beratung in der Offizin:
Die Beschwerden beginnen häufig schon am Morgen, beim ersten Öffnen der Augen. Auffallend ist die Besserung durch den festen Druck. Die Patientin drückt beide Handflächen an den Kopf oder ballt die Hände zu Fäusten, um sie dann fest in die Augenhöhlen zu drücken und dadurch eine Schmerzerleichterung zu erfahren.
Weiterhin besteht häufig großer Durst auf kalte Flüssigkeit.

Kopfschmerzen

Gelsemium — Gelsemium sempervirens — Wilder Jasmin

Leitsymptome:
- dumpfer Hinterkopfschmerz, der nach vorne zur Stirn zieht
- Bandgefühl um den Kopf
- Sehstörungen mit Augenschmerzen, Schwindel
- müde, zittrig, schlapp

Folge von:
- Wetterwechsel, Föhn, Sonne
- Aufregung, Sorgen, Ängste

Schlimmer:
- Wärme
- Hitze

Besser:
- Ruhe
- Harnabgang
- Tee, Kaffee

Haverland, Homöopathie 2007, S. 377

Kopfschmerzen

Geist-Gemüt-Symptome:
Die Patientien ist furchtsam, nervös, auch vor einem bevorstehenden Ereignis, verbunden mit Zittrigkeit und lähmungsartiger Schwäche. Man fühlt sich apathisch und kann kaum die Augen offen halten (Schlafzimmerblick).

Dosierung:
Im akuten Fall alle 15–30 min eine Gabe D6. Bei Besserung werden die Abstände verlängert.

Praktische Tipps für die Beratung in der Offizin:
Ein auffallendes Symptom ist die Besserung der Kopfschmerzen durch reichlichen Harnabgang. (Eine weitere Verbesserungsmodalität ist die Besserung nach Genuss von Alkohol, welche in der Schwangerschaft aber keine Rolle spielt.)
Gelsemium ist immer ein wichtiges Mittel bei Kopfschmerzen, die verbunden sind mit einem Wetterwechsel, auch wenn die Geist-Gemüt-Symptome nicht passen sollten.

Kopfschmerzen

Nux vomica Strychnos nux vomica Brechnuss

Leitsymptome:
- Spannungskopfschmerz
- Schmerzen im Hinterkopf und über den Augen
- Kopfschmerzen mit verspanntem, steifem Nacken
- Kopfschmerzen mit Übelkeit oder Erbrechen

Folge von:
- Stress, Überforderung, Überarbeitung
- schwerer oder reichlicher Nahrung
- Kaffee, Tee

Schlimmer:
- am Morgen
- Kälte (Luftzug)

Besser:
- Ruhe
- nach kurzem Schlaf

Haverland, Homöopathie 2007, S. 379

Kopfschmerzen

Geist-Gemüt-Symptome:
Die Patientin ist überempfindlich, nervös, immer unter Strom und ruhelos.
Die Frauen sind leistungsorientiert, sie reagieren auf Störungen ihrer Pläne
ungehalten und ärgerlich. Sie können auf Kaffee, Nicotin und Alkohol nur sehr
schwer verzichten, obwohl sie wissen, dass ihre Beschwerden davon noch
schlimmer werden (Diese Genussmittel sollten in Schwangerschaft und Stillzeit
sowieso gemieden werden).

Dosierung:
Im akuten Fall alle 15–30 min eine Gabe D6. Bei Besserung werden die Abstände
verlängert.

Praktische Tipps für die Beratung in der Offizin:
Der Schmerz über den Augen wird häufig beschrieben: „als ob ein Nagel in den
Kopf getrieben wird".
Die Besserung nach kurzem Schlaf bedeutet, dass sich die Schwangere nach
einem „kurzem Nickerchen", z.B. am Nachmittag, zunächst wieder topfit fühlt,
bis der Stress von neuem beginnt.

Kopfschmerzen

Pulsatilla — Pulsatilla pratensis — Wiesenküchenschelle

Leitsymptome:
- drückende Kopfschmerzen
- Schmerzen wechseln häufig den Ort
- begleitet eventuell von Übelkeit, Erbrechen, Schwindel

Folge von:
- hormonellen Veränderungen
- Schwangerschaft, Stillzeit
- Verkühlen, Durchnässen

Schlimmer:
- warme, stickige Luft
- fettes Essen

Besser:
- frische, kühle Luft

Haverland, Homöopathie 2007, S. 381

Kopfschmerzen

Geist-Gemüt-Symptome:
Genauso wechselhaft wie die Symptome ist auch die Stimmung: „himmelhoch jauchzend – zu Tode betrübt"; „nah am Wasser gebaut".
Die Patientin benötigt Trost und Nestwärme und ist ungern alleine.

Dosierung:
Im akuten Fall alle 15–30 min eine Gabe D6. Bei Besserung werden die Abstände verlängert.

Praktische Tipps für die Beratung in der Offizin:
Unabhängig vom hormonellen Faktor, greift **Pulsatilla** auch bei Kopfschmerzen nach Verkühlen, kalten Füssen oder Durchnässen. Hier bitte auch an **Belladonna** denken, welches durch die Heftigkeit der Schmerzen gut von **Pulsatilla** unterschieden werden kann.

Fragekarte: Krämpfe

Die Rede ist hier von Krämpfen der Extremitäten und eventuell leichten Mutterbänderschmerzen. Bei unklaren und anhaltenden Beschwerden ist eine Abklärung durch den Arzt unbedingt notwendig, um vorzeitige Wehen auszuschließen.

1. **Wo beginnen die Krämpfe?**
   - Zehen und Finger .... Cuprum
   - nicht definiert .... Magnesium phosphoricum, Calcium phosphoricum

2. **Gab es schon früher öfter krampfartige Beschwerden?**
   - nein, erst seit der Schwangerschaft .... Calcium phosphoricum

3. **Wodurch bessern sich die Beschwerden?**
   - Wärme .... Magnesium phosphoricum
   - nichts besonderes .... Cuprum

4. **Weitere Beratungshilfen:**
   - krampfartige Beschwerden, nur ab und zu .... Magnesium phosphoricum
   - länger andauernde Beschwerden .... Calcium phosphoricum
   - wenn Magnesium phosphoricum nicht hilft
     (vorzeitige Wehen sind abgeklärt) .... Cuprum

Haverland, Homöopathie 2007, S. 383

Fragekarte: Krämpfe

Weitere Unterschiede der drei „Krampfmittel"
- Magnesium phosphoricum: Krämpfe an der **unwillkürlichen** Muskulatur
- Cuprum metallicum: Krämpfe an der **unwillkürlichen** und **willkürlichen** Muskulatur
- Calcium phosphoricum: Krämpfe an der **willkürlichen** Muskulatur

19 Krämpfe

Calcium phosphoricum
Calciumhydrogenphosphat

Leitsymptome:
- Neigung zu Krämpfen (v.a. der willkürlichen Muskulatur)
- Muskelzuckungen
- Wadenkrämpfe

Folge von:
- Schwangerschaft

Krämpfe

Dosierung:
3-mal täglich 2 Gaben D6, auch möglich als **Schüßler Salz Nr. 2**, über einen längeren Zeitraum. Eventuell nach sechs Wochen für eine Woche absetzen, dann, wenn nötig, wieder mit der Einnahme beginnen.

Praktische Tipps für die Beratung in der Offizin:
Calcium phosphoricum ist ein wichtiges Mittel in der Schwangerschaft. Das Wachstum neuen Lebens entzieht der Mutter große Mengen an Calcium, dessen Mangel zu Krämpfen führen kann. **Calcium phosphoricum** ist, in feinstofflicher Dosierung gegeben, in der Lage diesen Mangel auszugleichen, weshalb es hier am besten als biochemisches Mittel zum Einsatz kommt. Da **Calcium phosphoricum** außerdem wichtig ist für die Zähne und Haare, die in der Schwangerschaft ebenfalls häufig Probleme bereiten, empfiehlt sich dieses Mittel begleitend für jede Schwangere.

Krämpfe

Cuprum — Cuprum metallicum — Metallisches Kupfer

Leitsymptome:
- Muskelkrämpfe der willkürlichen und unwillkürlichen Muskulatur
- Muskelzuckungen
- Wadenkrämpfe
- Krämpfe beginnend an Zehen und Fingern, dann ausbreitend in Richtung Körperstamm
- Kältegefühl

Schlimmer:
- Berührung
- nachts

Haverland, Homöopathie 2007, S. 387

Krämpfe

Geist-Gemüt-Symptome:
Müdigkeit und Schwäche können Begleiterscheinungen sein.

Dosierung:
Alle 10 min eine Gabe D12 auf der Zunge zergehen lassen bis die Beschwerden besser werden (sollte schnell gehen: 30–60 min).

Praktische Tipps für die Beratung in der Offizin:
Cuprum kann ein Folgemittel von **Magnesium phosphoricum** sein, wenn dieses keinen Erfolg bringt. Weiterhin ist es ein wichtiges Mittel bei Schreibkrämpfen oder schmerzhaftem, krampfartigem Schluckauf.

Krämpfe

Magnesium phosphoricum
Magnesiumhydrogenphosphat

Leitsymptome:
- Krämpfe der unwillkürlichen Muskulatur
- plötzliche, krampfartige, stechende Schmerzen
- blitzartig kommend und gehend
- Mutterbänderschmerzen

Schlimmer:
- Kälte
- Berührung

Besser:
- Wärme
- Druck
- Zusammenkrümmen
- Reiben

Krämpfe

Dosierung:
Alle 5–10 min eine Gabe D6 auf der Zunge zergehen lassen bis die Beschwerden besser werden (sollte schnell gehen: 30–60 min)
Noch effektiver ist die Anwendung als „Heiße 7", bekannt aus der Biochemie: 10 Tabletten Nr. 7 (Magnesium phosphoricum der Biochemie) in ¼ l vorher abgekochtem Wasser lösen und schluckweise trinken.

Praktische Tipps für die Beratung in der Offizin:
Magnesium wird in der Schwangerschaft oft schulmedizinisch hochdosiert gegeben, um vorzeitige Wehen zu verhindern. Dieses Überangebot an Magnesium kann zu einer „Lähmung" der Muskulatur führen. Feinstoffliches Magnesium kann dagegen anregend auf die Aktivität der Muskulatur wirken und ist daher in der Frühschwangerschaft bei einer vorhandenen Neigung zu Fehlgeburten mit Vorsicht zu handhaben. Dies gilt für den Dauergebrauch und nicht für die sporadische Einnahme bei Schmerzzuständen.
Wenn die Schwangere regelmäßig Probleme mit Muskelkrämpfen hat: siehe **Calcium phosphoricum**.

20 — Fragekarte: Krampfadern — S

1. Seit wann bestehen die Krampfadern?
- ▶ erst seit der Schwangerschaft .... Hamamelis
- ▶ Besenreiser waren schon vorhanden .... Aesculus, Pulsatilla
- ▶ schon länger, mit Neigung zu Entzündungen .... Lachesis, Arnica
- ▶ nach körperlicher Überlastung, Verletzung .... Arnica

2. Wann sind die Beschwerden schlimmer?
- ▶ Berührung, Druck .... Hamamelis, Lachesis, Arnica
- ▶ Erschütterung .... Hamamelis, Arnica
- ▶ am Morgen .... Aesculus
- ▶ nach langem Stehen .... Aesculus

3. Wann sind die Beschwerden besser?
- ▶ kalte Anwendungen .... Pulsatilla, Lachesis, Aesculus
- ▶ Ruhe, ruhiges Liegen .... Hamamelis, Arnica

4. Bringt eine Kompressionstrumpfhose Erleichterung?
- ▶ nein, eher unangenehm .... Hamamelis, Lachesis, Arnica
- ▶ ja .... Pulsatilla, Aesculus

5. Stimmungslage ?
- ▶ launisch, anhänglich, weinerlich, trostbedürftig .... Pulsatilla
- ▶ leidenschaftlich, redselig, überaktiv, eifersüchtig .... Lachesis

Haverland, Homöopathie 2007, S. 391

Fragekarte: Krampfadern

Weitere Beratungstipps:
Bei einer allgemeinen Bindegewebsschwäche kann man innerlich die **Schüßler-Salze Nr. 1** und **11** und die **Salben Nr. 1** und **11** empfehlen. Die Salben werden morgens (Nr. 1) und abends (Nr. 11) zur sanften Beinmassage in Herzrichtung angewendet.

Dosierung der Salze:
Von beiden Mineralsalzen 6 Tabletten über den Tag verteilt, üblicherweise nimmt man 3-mal täglich je 2 Tabletten. Die Tabletten im Wasser lösen und schluckweise trinken oder im Mund zergehen lassen. Die Anwendung kann über einen längeren Zeitraum (6–8 Wochen) erfolgen.

Haverland, Homöopathie 2007, S. 392

20 Krampfadern S

Aesculus   Aesculus hippocastanum   Rosskastanie

Leitsymptome:
- Krampfadern mit schießenden Schmerzen in den Beinen
- Spannungs- und Schweregefühl der Beine
- weitere Symptome: Verstopfung, Kreuzschmerzen, Hämorrhoiden

Schlimmer:
- Morgens
- Sitzen, Stehen
- Wärme (Bettwärme)

Besser:
- Kälte
- an der frischen Luft

Haverland, Homöopathie 2007, S. 393

Krampfadern

Dosierung:
3-mal täglich eine Gabe D6 über einen längeren Zeitraum. Nach sechs Wochen sollte man eine Pause von einer Woche einlegen, um danach eventuell die Einnahme fortzusetzen. Wenn die Arznei aufgrund von akuten Schmerzen eingenommen wurde, hört man mit der Einnahme auf, sobald die Beschwerden deutlich besser werden.

Praktische Tipps für die Beratung in der Offizin:
Typisch ist hier die Verschlimmerung beim langen Stehen und in der Wärme. Wärme (Bettwärme) ist auch die Ursache für die vermehrten Schmerzen am Morgen. **Aesculus** ist auch das Mittel der Wahl bei schon vorhandenen leichten Krampfadern (Besenreiser), um in der Schwangerschaft eine Verschlimmerung zu verhindern.

Krampfadern

Arnica — Arnica montana — Bergwohlverleih

Leitsymptome:
- berührungsempfindliche Krampfadern
- Zerschlagenheitsgefühl, wie gequetscht oder geprellt
- blauroter Venenstrang, Haut kann rot und heiß sein
- beginnende Venenentzündung

Folge von:
- körperlicher Überlastung
- Verletzung

Schlimmer:
- Berührung
- Bewegung, Erschütterung

Besser:
- Liegen
- Ruhe

Haverland, Homöopathie 2007, S. 395

Krampfadern

Dosierung:
Akute Beschwerden: alle 2–3 Stunden eine Gabe D6 bis zur Besserung, die nach 24 Stunden eintreten muss. Dann mit der Einnahme aufhören bzw. die Abstände verlängern bis die Symptome merklich weniger werden.

Praktische Tipps für die Beratung in der Offizin:
Die Leitsymptome sind **Hamamelis** sehr ähnlich. Hier ist die Ursache der große Unterschied, um die beiden Arzneien voneinander abzugrenzen.

Krampfadern

Hamamelis Hamamelis virginiana Zaubernuss

Leitsymptome:
- dunkelbläuliche Venenzeichnung
- gestaute Venen mit Knöchelödemen
- Wundheits-, Zerschlagenheitsgefühl

Folge von:
- Schwangerschaft

Schlimmer:
- Berührung
- Druck
- Erschütterung

Besser:
- Ruhe
- ruhiges Liegen

Haverland, Homöopathie 2007, S. 397

Krampfadern

Dosierung:
3-mal täglich eine Gabe D6 über einen längeren Zeitraum. Nach sechs Wochen sollte man eine Pause von einer Woche einlegen, um danach eventuell die Einnahme fortzusetzen. Wenn die Arznei aufgrund von akuten Schmerzen eingenommen wurde, hört man mit der Einnahme auf, sobald die Beschwerden deutlich besser werden.

Praktische Tipps für die Beratung in der Offizin:
Hamamelis ist ein gutes Mittel gegen Krampfadern, die erst in der Schwangerschaft aufgetreten sind. Typisch ist hier der Berührungs- und Druckschmerz. Das Tragen einer Kompressionsstrumpfhose wird zur Qual. **Hamamelis** kann auch bei einer beginnenden Venenentzündung (siehe auch **Arnica**) eingesetzt werden. Die Dosierung erfolgt dann akut: alle 2–3 Stunden bis zur Besserung, die nach 24 Stunden eintreten muss.
Äußerlich kann man unterstützend eine Hamamelis-Salbe empfehlen.

Krampfadern

Lachesis
Lachesis mutus   Buschmeister

Leitsymptome:
- dunkelblaue, bläulichrote Venenverfärbung bei Krampfadern
- berührungs- und wärmeempfindlich
- Entzündungsneigung
- Beschwerden mehr links

Folge von:
- hormonellen Schwankungen

Schlimmer:
- morgens, nach dem Schlaf
- Wärme
- Berührung

Besser:
- kalte Anwendungen

Krampfadern

Geist-Gemüt-Symptome:
Die Frauen sind leidenschaftlich, überaktiv, redselig, warmblütig, eifersüchtig. Diese Schlagworte sollen kurz den Charakter einer **Lachesis**-Frau vorstellen.

Dosierung:
2-mal täglich eine Gabe D12 über einen längeren Zeitraum. Nach sechs Wochen sollte man eine Pause von einer Woche einlegen, um danach eventuell die Einnahme fortzusetzen. Wenn die Arznei aufgrund von akuten Schmerzen eingenommen wurde (hier kann man an den ersten beiden Tagen auch 5-mal täglich dosieren), hört man mit der Einnahme auf, sobald die Beschwerden deutlich besser werden.

Praktische Tipps für die Beratung in der Offizin:
Die Berührungsempfindlichkeit lässt den Kompressionsstrumpf zur Qual werden, zudem **Lachesis**-Frauen ohnehin sehr empfindlich auf Einengung reagieren. Sie tragen ungern hochgeschlossene Pullover oder einen engen Schal um den Hals. Auch hier (siehe auch **Pulsatilla**) ist die Konstitution bei der Arzneiwahl zu beachten.

20 Krampfadern

Pulsatilla Pulsatilla pratensis Wiesenküchenschelle

Leitsymptome:
- Venen gestaut, Besenreiser
- schwere müde Beine, Schwellung der Beine
- Krampfadern mit Entzündungsneigung
- wechselnde Beschwerden

Folge von:
- hormonellen Schwankungen

Schlimmer:
- Wärme
- nachts

Besser:
- frische Luft
- Hochlegen und Strecken der Beine

Krampfadern

Geist-Gemüt-Symptome:
Die Frauen sind launisch (wechselnde Beschwerden-wechselnde Stimmung), anhänglich, weinerlich, trostbedürftig und nah am Wasser gebaut.

Dosierung:
3-mal täglich eine Gabe D6 über einen längeren Zeitraum. Nach sechs Wochen sollte man eine Pause von einer Woche einlegen, um danach eventuell die Einnahme fortzusetzen. Wenn die Arznei aufgrund von akuten Schmerzen eingenommen wurde, hört man mit der Einnahme auf, sobald die Beschwerden deutlich besser werden.

Praktische Tipps für die Beratung in der Offizin:
Bei diesem Mittel ist neben den organischen Beschwerden der Patientin auch noch die Konstitution für die Wahl des Mittels entscheidend (siehe auch **Lachesis**).

21 Fragekarte: Lippenherpes

Bei dieser Indikation muss die Patientin unbedingt auf die Gefahr der perinatalen Herpesinfektion bei Neugeborenen hingewiesen werden.

1. Ist eine Ursache für den Lippenherpes bekannt?
- Infekt .... Dulcamara, Rhus toxicodendron
- Sonne .... Natrium chloratum
- Verkühlen .... Dulcamara, Rhus toxicodendron
- Ekel vor etwas .... Natrium chloratum

2. Was verschlimmert die Beschwerden?
- Wärme .... Natrium chloratum
- Kälte .... Dulcamara, Rhus toxicodendron

3. Gibt es eine Anfälligkeit für Lippenherpes?
- ja, bei jeder Erkältung .... Dulcamara
- ja, immer im Urlaub (Skifahren, am Meer) ..... Natrium chloratum

4. Weitere Besonderheiten?
- Lippenherpes nach Kummer oder Kränkung .... Natrium chloratum
- juckende, brennende Schmerzen .... Rhus toxicodendron
- Lippenherpes nach dem Genuss von Fisch .... Natrium chloratum

Haverland, Homöopathie 2007, S. 403

21 Lippenherpes

Dulcamara   Solanum dulcamara   Bittersüßer Nachtschatten

Leitsymptome:
- Bläschen, die keine auffallende Symptomatik aufweisen

Folge von:
- Infekt, Erkältung
- Verkühlen, Durchnässen
- Wechsel von warm zu kalt

Schlimmer:
- Kälte
- Nässe

Besser:
- Wärme

Lippenherpes

Dosierung:
Im akuten Fall stündlich eine Gabe D6. Bei Besserung werden die Abstände verlängert.

Praktische Tipps für die Beratung in der Offizin:
Bei **Dulcamara** erscheint, ähnlich wie bei **Rhus toxicodendron**, Lippenherpes als Folge einer Erkältung. Die akuten Symptome sind jedoch wesentlich gemildert. Die **Dulcamara**-Patientin hat eigentlich immer mit Lippenherpes bei einem Infekt zu tun, sie verkühlt sich sehr leicht und hat in Folge mit Blasenentzündung oder anderen Infekten zu kämpfen. Auch bei Blasenentzündung nach Verkühlen hat sich die Anwendung von **Dulcamara** bewährt.

21 Lippenherpes

Natrium chloratum   Natriumchlorid   Kochsalz

Leitsymptome:
- Bläschen mit rotem Hof, gefüllt mit scharfem Sekret
- Bläschen, wie Perlen an den Lippen aufgereiht
- rissige Mundwinkel, aufgesprungene Lippen
- Taubheit und Prickeln der Zunge
- fettige Haut im Nasen-Kinn-Bereich

Folge von:
- Sonne, Meer
- Ekel
- Genuss von Fisch
- Kummer und Kränkung

Schlimmer:
- Wärme, Hitze

Besser:
- an frischer Luft

Lippenherpes

Geist-Gemüt-Symptome:
Natrium chloratum passt zu introvertierten, zurückhaltenden Menschen, die nachtragend sind und jeglichen Trost und Zuwendung zurückweisen. Falls der Lippenherpes auf Grund von seelischen Konflikten entstanden ist, ist es das Mittel der Wahl.

Dosierung:
Im akuten Fall stündlich eine Gabe D6. Bei Besserung werden die Abstände verlängert.

Praktische Tipps für die Beratung in der Offizin:
Natrium chloratum ist natürlich auch für Menschen geeignet, die nicht obigem Geist-Gemüt-Zustand entsprechen, aber eine Disposition für Lippenherpes aufweisen. Auslöser ist häufig die Sonne, z.B. Lippenherpes beim Skifahren oder im Urlaub am Meer.

Lippenherpes

Rhus toxicodendron — Toxicodendron quercifolium — Giftsumach

Leitsymptome:
- kleine Bläschen, einzeln oder in Gruppen
- juckende, brennende Schmerzen
- Bläschen manchmal auch am Kinn

Folge von:
- Infekt, Fieber
- Kälte, Nässe
- körperlicher Überanstrengung

Schlimmer:
- Ruhe
- Kälte

Besser:
- Bewegung
- Reiben
- Wärme

Lippenherpes

Dosierung:
Im akuten Fall stündlich eine Gabe D12. Bei Besserung werden die Abstände verlängert.

Praktische Tipps für die Beratung in der Offizin:
Bei Folge von Infekt bitte unbedingt noch als weitere Möglichkeit **Dulcamara** abklären: Bei **Dulcamara** steht das Jucken und Brennen nicht so sehr im Vordergrund, sondern mehr die Neigung zu Lippenherpes bei jeder Erkältung.

22 Fragekarte: Magenverstimmung mit Durchfall/Erbrechen

Magenverstimmungen mit Fieber, lang anhaltendem Erbrechen und Durchfall müssen vom Arzt abgeklärt werden.
Die Besserung muss hier schnell eintreten, um einen massiven Flüssigkeitsverlust zu verhindern. Substitution mit Elektrolyten und Traubenzucker sollte zusätzlich erfolgen.

1. Welche Hauptsymptome?
- ► Erbrechen ....Arsenicum album, Veratrum album
- ► Durchfall .... Arsenicum album, Veratrum album, Okoubaka

2. Ursache?
- ► verdorbene Nahrung ....Okoubaka, Arsenicum album
- ► Magen-Darm-Virus ....Arsenicum album, Veratrum album
- ► Antibiotika .... Okoubaka

3. Trinkverhalten?
- ► viel, aber nur kleine Schlucke auf einmal .... Arsenicum album
- ► viel, gieriges Trinken großer Mengen .... Veratrum album

4. Weitere Begleitsymptome?
- ► Kreislaufprobleme .... Veratrum album
- ► Blähungen .... Okoubaka

Haverland, Homöopathie 2007, S. 411

Magenverstimmung/Durchfall/Erbrechen

Arsenicum album
Acidum arsenicosum   Weißes Arsenik

Leitsymptome:
- Brechdurchfälle mit Kälte- und Schwächegefühl
- übelriechende, brennende Durchfälle (Brennschmerz am After)
- brennende Magenschmerzen
- großer Durst, aber jeweils kleine Trinkmengen

Folge von:
- verdorbener Nahrung
- Magen-Darm-Virus

Schlimmer:
- nachts
- Alleinsein

Besser
- Wärme

Magenverstimmung/Durchfall/Erbrechen

Geist-Gemüt-Symptome:
Der Patientin ist kalt, sie ist zittrig, erschöpft, schwach. Verlangen nach Gesellschaft, innere Unruhe mit Besorgtheit um die eigene Gesundheit stehen im Vordergrund.

Dosierung:
Im akuten Zustand alle 15–30 min eine Gabe D12 bis zur Besserung. Dann werden die Abstände verlängert.

Praktische Tipps für die Beratung in der Offizin:
Arsenicum album ist das erste Mittel der Wahl beim typischen Magen-Darm-Virus oder nach Genuss von verdorbenen Speisen. Typisch sind das schluckweise Trinken und das große Wärmebedürfnis.

Durchfall

Okoubaka Okoubaka aubrevillei

Leitsymptome:
- unsymptomatische Durchfallerkrankungen
- Blähungen
- Aufstoßen mit Übelkeit
- Appetitlosigkeit, Müdigkeit, Leistungsschwäche, Abgeschlagenheit

Folge von:
- Fernreisen
- Antibiotikagabe
- Nahrungsmittelallergie
- verdorbener Nahrung

Durchfall

Dosierung:
Im akuten Fall alle 15–30 min eine Gabe D3. Bei einer Besserung die Abstände verlängern.
Vor Antritt einer Fernreise kann man **Okoubaka** auch prophylaktisch drei Tage vorher 3-mal täglich einnehmen. Die Einnahme sollte auch in der ersten Urlaubswoche weitergeführt werden. Falls dennoch Symptome auftreten akut dosieren.

Praktische Tipps für die Beratung in der Offizin:
Okoubaka ist ein wichtiges Mittel zur Sanierung und Stabilisierung der Darmflora. Die prophylaktische Gabe vor einer Fernreise ist eine wichtige Indikation in der Schwangerschaft, da viele werdende Mütter die Zeit der Schwangerschaft nutzen „um noch mal schön in den Urlaub" zu fahren.

Magenverstimmung/Durchfall/Erbrechen

Veratrum album   Helleborus albus   Weißer Nieswurz

Leitsymptome:
- Erbrechen
- wässrige Durchfälle
- eiskalter Körper, kalter Schweiß auf der Stirn, kalte Nase
- akute Kreislaufschwäche
- gieriger Durst auf große Mengen kalter Flüssigkeit, die wieder erbrochen werden
- krampfartige Bauchschmerzen

Schlimmer:
- kalte Getränke werden verlangt, verschlimmern aber

Besser:
- Hinlegen
- Wärme

Magenverstimmung/Durchfall/Erbrechen

Geist-Gemüt-Symptome:
Blässe, Ohnmachtsneigung, große Erschöpfung, Elendsgefühl sind typisch.

Dosierung:
Im akuten Zustand alle 15–30 min eine Gabe D6 bis zur Besserung. Dann werden die Abstände verlängert.

Praktische Tipps für die Beratung in der Offizin:
Besonderheit sind hier die Magen-Darm-Probleme in Kombination mit Kreislaufschwäche. Man fühlt sich total elend und geschwächt und kann nur liegen, jedes Aufrichten aus dem Bett führt zu erneuten Kreislaufproblemen.

23 Fragekarte: Milchmangel

Eine erschwerte Abgabe von Milch muss nicht unbedingt mit einem Milchmangel verbunden sein. Sie kann auf einen Milchstau (siehe bei Milchüberschuss/Milchstau) hindeuten, der eine Vorstufe der Mastitis sein kann.

1. Was kann man über den Milcheinschuss berichten?
- fehlt .... Agnus castus
- war vorhanden, aber Milchfluss ist versiegt .... Agnus castus
- vorhanden .... Phytolacca
- vorhanden, aber Milchmengen wechseln .... Pulsatilla

2. Ursache bekannt?
- Kummer, Sorgen, Traurigkeit .... Agnus castus, Ignatia
- Erschöpfung .... Agnus castus
- Entzündung der Brust .... Phytolacca
- nein .... Urtica, Pulsatilla

3. Geist-Gemüt-Lage ?
- Stimmungsschwankungen ....Ignatia, Pulsatilla
- plötzliches Weinen .... Pulsatilla
- kann nicht weinen, schluckt den Kummer .... Ignatia
- depressive Gedanken .... Agnus castus

Haverland, Homöopathie 2007, S. 419

Fragekarte: Milchmangel

4. Weitere Besonderheiten?
- ▶ Juckreiz der Brüste .... Urtica
- ▶ keine Besonderheiten, einfach zuwenig Milch .... Urtica
- ▶ Stimmungsschwankungen ohne Grund .... Pulsatilla

Milchmangel

Agnus castus   Vitex agnus castus   Mönchspfeffer

Leitsymptome:
- fehlender Milcheinschuss
- Brüste prall, gespannt, schmerzhaft
- traurig, verzweifelt, erschöpft
- Milchversiegen durch depressive Gedanken
- Milchversiegen durch Gedanken an den Tod

Folge von:
- Erschöpfung
- depressiven Gedanken

Milchmangel

Dosierung:
5-mal täglich eine Gabe D4 bis der Milcheinschuss einsetzt bzw. sich die Milchmenge erhöht.

Praktische Tipps für die Beratung in der Offizin:
Eine weitere Arznei bei Milchmangel infolge von Erschöpfung ist **Acidum phosphoricum** (siehe Indikation: Postnatale seelische Beschwerden bzw. Erschöpfung). Bei **Acidum phosphoricum** war der Milcheinschuss in Ordnung, die Milchmenge wird aber über die Stillzeit hinweg weniger. Überforderung mit der Situation, dauernde Müdigkeit, Teilnahmslosigkeit und Apathie sind weitere Symptome.

Milchmangel

Ignatia — Ignatia amara — Ignatiusbohne

Leitsymptome:
- Kloßgefühl im Hals
- unwillkürliches Seufzen
- starke Stimmungsschwankungen
- tagsüber müde – nachts schlaflos

Folge von:
- frischem Kummer
- Sorgen
- Traurigkeit
- unterdrückten Emotionen

Milchmangel

Geist-Gemüt-Symptome:
Die Frauen sind sensibel, nervös, romantisch. Sie neigen zu Hysterie und Widersprüchen und sind gereizt und schnell gekränkt.
Sie schlucken frischen Kummer herunter. Körperliche und psychische Symptome wechseln einander ab.

Dosierung:
3-mal täglich eine Gabe D6 bis sich die Milchmenge wieder erhöht.

Praktische Tipps für die Beratung in der Offizin:
Hier ist die Folge von frischem Kummer und Sorgen das arzneiweisende Leitsymptom.

Milchmangel

Phytolacca   Phytolacca americana   Kermesbeere

Leitsymptome:
- Milcheinschuss vorhanden, aber erschwerte Milchabgabe
- Brust ist hart, empfindlich
- Milchmangel verbunden mit Brustdrüsen- oder Brustwarzenentzündung
- Schmerzen strahlen in den ganzen Körper aus

Schlimmer:
- Bewegung
- nachts

Besser:
- in Bauchlage

Milchmangel

Dosierung:
3-mal täglich eine Gabe **D12** bis sich die Milchmenge erhöht und die Schmerzen erträglicher werden.

Praktische Tipps für die Beratung in der Offizin:
Phytolacca hat eine milchflussregulierende Wirkung. Daher muss man je nach Zustand des Milchflusses die dementsprechende Potenz einsetzen. Wenn eine stillende Mutter im Handverkauf **Phytolacca** verlangt, muss genau hinterfragt werden, ob die Potenzwahl die richtige zu den beschriebenen Beschwerden ist. Bei anderen Mitteln der Homöopathie ändert man je nach Potenz die Dosierungshäufigkeit. Bei **Phytolacca** ist die Potenz indikationsabhängig!
Wenn es sich nicht um einen Milchmangel, sondern um einen Milchstau mit übervollen Brüsten handelt, bitte die Potenz **D4** wählen (siehe Milchüberschuss).

23 Milchmangel

Pulsatilla   Pulsatilla pratensis   Wiesenküchenschelle

Leitsymptome:
- wechselnde Stillprobleme: zu wenig/zu viel Milch
- weint beim Stillen
- sehr wechselhafte Stimmung: weinerlich, launisch
- braucht Zuspruch, Zuneigung und Trost

Besser:
- Trost, Zuspruch
- an der frischen Luft

Milchmangel

Geist-Gemüt-Symptome:
Die Mutter ist überglücklich über die Geburt des Kindes, aber sehr wechselhafter Stimmung (ohne erkennbaren Grund). Sie weint beim Stillen und fühlt sich alleine gelassen. Sie braucht Gesellschaft um sich herum.

Dosierung:
Am Anfang 5-mal täglich eine Gabe D6, später auf 3-mal täglich reduzieren bis sich die Mutter wieder besser fühlt.

Praktische Tipps für die Beratung in der Offizin:
Das Wechselhafte in den Symptomen und in der Geist-Gemüt-Lage ist typisch für **Pulsatilla**: „Himmelhoch jauchzend, zu Tode betrübt". Mal hat die Stillende übervolle, schmerzende Brüste mit der Gefahr des Milchstaus, mal zu wenig Milch.

Milchmangel

Urtica — Urtica urens — Brennessel

Leitsymptome:
- beide Brüste schmerzhaft geschwollen
- trotzdem kaum Milch
- Juckreiz der Brüste

Schlimmer:
- Berührung

Besser:
- Kälte
- Reiben

Milchmangel

Dosierung:
5-mal täglich eine Gabe D6 bis die Milch mehr wird.

Praktische Tipps für die Beratung in der Offizin:
Urtica ist ein ganz allgemeines Mittel zur Stimulation der Milchbildung. Wenn von den anderen Arzneien keine passt, bzw. zu wenig Informationen über das aktuelle Symptomenbild der Stillenden vorliegen, ist **Urtica** immer eine sinnvolle Empfehlung.

Fragekarte: Milchüberschuss/Milchstau

1. Wenn Schmerzen vorhanden sind, wie kann man sie beschreiben?
- beim Stillen schmerzt die andere Brust .... Borax
- die Schmerzen wechseln die Seite .... Lac caninum
- der Schmerz strahlt in den Körper aus .... Phytolacca

2. Wann sind die Beschwerden schlimmer?
- am Morgen .... Lac caninum
- nachts .... Phytolacca
- beim Hinlegen (Abwärtsbewegung) .... Borax
- jede Bewegung .... Lac caninum, Phytolacca

3. Was lindert die Beschwerden?
- enger Still-BH (Druck) .... Borax
- Bewegung vermeiden, vorsichtiges Halten der Brust .... Lac caninum
- Bauchlage .... Phytolacca

4. Weitere Besonderheiten?
- unkontrollierter Milchfluss .... Borax
- Knoten, Schwellung in der Achselhöhle .... Phytolacca

Haverland, Homöopathie 2007, S. 431

Milchüberschuss/Milchstau

Borax — Natrium tetraboracicum — Natrium tetraborat

Leitsymptome:
- starker Milchfluss mit Schmerzen
- unkontrollierter Milchfluss
- beim Stillen schmerzt die andere Brust

Schlimmer:
- durch Abwärtsbewegung

Besser:
- Druck
- am Abend

Milchüberschuss/Milchstau

Geist-Gemüt-Symptome:
Nicht nur die körperlichen Beschwerden sind schlimmer durch Abwärtsbewegung (Lift, Rolltreppe, beim Hinlegen ins Bett). Die Stillende hat auch eine auffallende Furcht oder Angst vor dieser Art von Bewegung. Sie kann vielleicht berichten, dass Fliegen für sie kein Problem darstellt, nur die Landung erzeugt in ihr Ängste.

Dosierung:
5-mal täglich eine Gabe D4 bis die Milch weniger wird und die Schmerzen erträglicher sind.

Milchüberschuss/Milchstau

Lac caninum — Milch der Hündin

Leitsymptome:
- Brustdrüsenschwellung
- Schmerzen wandern, die Seiten wechselnd
- schmerzhafte, geschwollene, berührungsempfindliche Brüste
- Gefahr von Milchstau und Mastitis

Schlimmer:
- am Morgen
- Berührung
- Bewegung

Besser:
- kalte Anwendungen
- Halten der Brüste mit der Hand (ein enger Still-BH wird als unangenehm empfunden wegen der Berührungsempfindlichkeit)

Haverland, Homöopathie 2007, S. 435

Milchüberschuss/Milchstau

Dosierung:
Anfangs 5-mal täglich eine Gabe D12, dann auf 2–3-mal täglich reduzieren bis die Milch weniger wird und die Schmerzen erträglicher sind.

Praktische Tipps für die Beratung in der Offizin:
Lac caninum und **Phytolacca** (siehe auch dort), können einer Mastitis vorbeugen, wenn sie rechtzeitig gegeben werden. Übervolle Brüste mit zu viel Milch können schlecht geleert werden, Folge kann ein Milchstau sein und danach eine Brustdrüsenentzündung (Mastitis).

Milchüberschuss/Milchstau

Phytolacca   Phytolacca americana   Kermesbeere

Leitsymptome:
- Brüste schwer, steinhart, geschwollen
- Brüste sind sehr berührungsempfindlich
- Schmerz strahlt in den ganzen Körper aus
- harte Knoten und Schwellung der Achselhöhle
- Gefahr von Milchstau und Mastitis

Schlimmer:
- Bewegung
- nachts

Besser:
- in Bauchlage

Milchüberschuss/Milchstau

Dosierung:
5-mal täglich eine Gabe **D4** bis die Milch weniger wird und die Schmerzen erträglicher.

Praktische Tipps für die Beratung in der Offizin:
Phytolacca hat eine milchflussregulierende Wirkung. Daher muss man je nach Zustand des Milchflusses die dementsprechende Potenz einsetzen. Wenn eine stillende Mutter im Handverkauf **Phytolacca** verlangt, muss genau hinterfragt werden, ob die Potenzwahl die richtige zu den beschriebenen Beschwerden ist. Bei anderen Mitteln der Homöopathie ändert man je nach Potenz die Dosierungshäufigkeit. Bei **Phytolacca** ist die Potenz indikationsabhängig!
Phytolacca und **Lac caninum** (siehe auch dort), können einer Mastitis vorbeugen, wenn sie rechtzeitig gegeben werden. Übervolle Brüste mit zu viel Milch können schlecht geleert werden, Folge kann ein Milchstau sein und danach eine Brustdrüsenentzündung (Mastitis).

25 Fragekarte: Nachwehen — S

1. Wie ist der Schmerzcharakter?
- nichts auffallendes, allgemeines Zerschlagenheitsgefühl .... Arnica
- unerträglich .... Chamomilla
- krampfartig .... Viburnum, Cuprum

2. Strahlen die Schmerzen aus?
- nach unten ziehend, in die Oberschenkel, ins Becken .... Viburnum
- Nein, aber auch Krämpfe in Wade, Fuß, Oberschenkel .... Cuprum

3. Was bessert die Beschwerden?
- lokale Wärme (Wärmflasche) .... Chamomilla
- Wärme und Massage .... Cuprum
- Bewegung .... Viburnum

4. Was verschlimmert die Beschwerden?
- Bewegung .... Arnica
- Berührung .... Arnica, Cuprum
- stilles Liegen .... Viburnum
- Bettwärme .... Chamomilla

Haverland, Homöopathie 2007, S. 439

Nachwehen

Arnica — Arnica montana — Bergwohlverleih

Leitsymptome:
- schmerzhafte Nachwehen
- starker Lochialfluss
- Wundheits-, Zerschlagenheitsgefühl
- Nachblutung hellrot, rote Klumpen

Folge von:
- Dammschnitt, Kaiserschnitt
- Zangengeburt, Vakuumextraktion

Schlimmer:
- Berührung, Bewegung
- Kälte
- hartes Bett

Haverland, Homöopathie 2007, S. 441

Nachwehen

Dosierung:
5-mal täglich eine Gabe D6. Bei Besserung die Abstände verlängern bis zur Beschwerdefreiheit. Bei akuten plötzlichen Schmerzzuständen kann man die Gabe auch alle 15–30 min wiederholen.

Praktische Tipps für die Beratung in der Offizin:
Als Standardempfehlung bei jeder Geburt ist **Arnica** in der Regel schon vorher zum Einsatz gekommen. Die Anwendung bei Nachwehen unterstreicht die Vielseitigkeit dieses Mittels.

25 Nachwehen

Chamomilla — Matricaria chamomilla — Kamille

Leitsymptome:
- unerträgliche Schmerzen
- Gefühl: „man kann den Schmerz nicht aushalten"
- wütend, ungehalten, ärgerlich
- Schwitzen
- viel Durst

Schlimmer:
- allgemeine Wärme
- um 9 Uhr morgens
- zwischen 21–24 Uhr abends

Besser:
- lokale Wärme

Haverland, Homöopathie 2007, S. 443

Nachwehen

Geist-Gemüt-Symptome:
Hier steht das Zornige und Wütende von **Chamomilla** im Vordergrund. Nichts kann man im Moment recht machen, um die Mutter sanft zu stimmen.

Dosierung:
5-mal täglich eine Gabe D6. Bei Besserung die Abstände verlängern bis zur Beschwerdefreiheit. Bei akuten plötzlichen Schmerzzuständen kann man die Gabe auch alle 15–30 min wiederholen.

Praktische Tipps für die Beratung in der Offizin:
Die Uhrzeiten der Verschlimmerungen sind nicht auf die Minute genau zu sehen. **Chamomilla**-Schmerzen sind aber morgens stärker und in der Abendzeit, wenn man eigentlich müde ist und schlafen möchte.
Verschlimmerung bei allgemeiner Wärme bedeutet, dass man z.B. Bettwärme oder ein warmes Zimmer nicht gut ertragen kann, aber bei lokaler Wärme, wie einer Wärmflasche auf dem Bauch Besserung erfährt.

Nachwehen

Cuprum — Cuprum metallicum — Metallisches Kupfer

Leitsymptome:
- krampfartige Nachwehen
- Waden-, Fuß-, und Oberschenkelkrämpfe
- Kältegefühl
- Müdigkeit, Schwäche

Schlimmer:
- Berührung
- nachts

Besser:
- Wärme
- Massage

Nachwehen

Dosierung:
3-mal täglich eine Gabe D12. Bei Besserung die Abstände verlängern bis zur Beschwerdefreiheit. Bei akuten plötzlichen Schmerzzuständen kann man die Gabe auch kurzfristig alle 15–30 min wiederholen.

Praktische Tipps für die Beratung in der Offizin:
Wenn durch Schlafmangel (nicht unüblich in der Zeit des Wochenbetts) die Nachwehen verschlimmert werden und die Wehen den Leitsymptomen entsprechen, kann **Cuprum** auch das passende Mittel sein. Oft beginnen die Krämpfe in den Zehen und Fingern und breiten sich von da aus.

Nachwehen

Viburnum — Viburnum opulus — Gemeiner Schneeball

Leitsymptome:
- schmerzhafte, krampfartige Nachwehen
- Schmerzen in den Beckenorganen
- Schmerzen, die in die Oberschenkel ausstrahlen
- Schmerzen, die „nach unten drängen"

Schlimmer:
- Sitzen
- still liegen

Besser:
- Bewegung
- frische Luft

Haverland, Homöopathie 2007, S. 447

Nachwehen

Dosierung:
5-mal täglich eine Gabe D4. Bei Besserung die Abstände verlängern bis zur Beschwerdefreiheit. Bei akuten plötzlichen Schmerzzuständen kann man die Gabe auch alle 15–30 min wiederholen.

Praktische Tipps für die Beratung in der Offizin:
Die Nachwehen gleichen oft einem Regelschmerz: Heftige, herunterziehende Schmerzen in Rücken, Lenden und Unterbauch, als ob die Regel eintreten wollte. **Viburnum** ist auch ein wichtiges Mittel beim drohenden Abort, oder bei falschen Wehen, verbunden mit Übelkeit und Erbrechen. Diese Indikationen gehören selbstverständlich in die Hände eines Facharztes.

Ödeme

Apis — Apis mellifica — Honigbiene

Leitsymptome:
- ödematöse Schwellungen im Gesicht und an den Extremitäten
- Schwellung ist blassrot bis rot, glänzend
- stechender Schmerz in den betroffenen Körperteilen

Schlimmer:
- Hitze
- Berührung

Besser:
- Kälte
- kalte Anwendungen

Ödeme

Dosierung:
3-mal täglich eine Gabe D6 bis sich die Beschwerden bessern.

Praktische Tipps für die Beratung in der Offizin:
Ödeme im letzten Schwangerschaftsdrittel, v.a. der unteren Extremitäten sind eine meist normale Erscheinung in der Schwangerschaft.
Erleichterung schafft in jedem Fall **Apis**. Falls Krampfadern dabei sind, bitte noch mal in diesem Kapitel nachsehen (evtl. **Aesculus**).
Cave: Generalisierte Ödeme können aber auch auf eine Gestose (Schwangerschaftsvergiftung) oder kardio-renale Probleme (Hypertonie, Niereninsuffizienz) hinweisen und müssen dringend ärztlich abgeklärt werden.
Zur Unterstützung der Nierenfunktion kann man homöopathisch
Solidago D4 3-mal täglich eine Gabe empfehlen.

Fragekarte: Postnatale seelische Beschwerden

Depressives Verhalten muss ärztlich abgeklärt sein und fachlich betreut werden.
Leichte Fälle können gut homöopathisch behandelt werden.

1. Grundstimmung?
- erschöpft .... Acidum phosphoricum, China
- gereizt, gleichgültig, lehnt das Baby ab .... Sepia
- Lachen und Weinen nah beieinander .... Pulsatilla
- unruhig, ängstlich, verzweifelt .... Cimicifuga

2. Gibt es eine Ursache?
- Hormonelle Veränderung .... Sepia, Pulsatilla, Cimicifuga
- Blutverlust, Stillen „laugt aus" .... Acidum phosphoricum, China

3. Unterscheidung Acidum phos. und China:
- kurzer Schlaf erholt .... Acidum phosphoricum
- schlaflos mit Phantasien am Abend .... China

4. Unterscheidung von Sepia, Pulsatilla, Cimicifuga:
- Geist-Gemüt-Symptome und Grundstimmung beachten (siehe Frage 1).

Haverland, Homöopathie 2007, S. 451

Postnatale seelische Beschwerden

Acidum phosphoricum — Phosphorsäure

Leitsymptome:
- Erschöpfung (Tagesschläfrigkeit)
- Überforderung
- teilnahmslos, apathisch
- innere Leere mit Gedächtnisschwäche
- geistige und körperliche Schwäche

Folge von:
- Stillen, Blutungen
- schwächenden Ereignissen (schwach durch die Geburt)

Schlimmer:
- geistige und körperliche Überanstrengung

Besser:
- Wärme
- kurzer Schlaf

Postnatale seelische Beschwerden

Geist-Gemüt-Symptome:
Gleichgültig, apathisch, mag keine Gesellschaft. Die Mutter ist voller Kummer und Sorgen, traurig, mutlos.
Der totale Erschöpfungszustand nach der Geburt, der durch das Stillen noch verschlimmert wird. Häufig verbunden mit den Sorgen um das Neugeborene und zu wenig Milch (siehe auch Hypogalaktie). „Ich bekomme mein Baby nicht satt, es nimmt nicht genug zu" usw.

Dosierung:
Am Anfang 5-mal täglich eine Gabe D6, später auf 3-mal täglich reduzieren bis sich die Mutter wieder besser fühlt.

Praktische Tipps für die Beratung in der Offizin:
Acidum phosphoricum ist **China** sehr ähnlich (siehe auch dort).
Großer Unterschied: Mit einem kurzen Schlaf erholt sich die Mutter zunächst sehr gut und fühlt sich deutlich besser. Dies kann sich nach dem nächsten Stillen schon wieder ändern.

Postnatale seelische Beschwerden

China Cinchona succirubra Chinarinde

Leitsymptome:
- große Erschöpfung und Schwäche
- Apathie, Gleichgültigkeit im Wechsel mit Reizbarkeit, Übererregung
- lebhafte Phantasien am Abend
- tagsüber schläfrig, nachts schlaflos

Folge von:
- Flüssigkeitsverlust des Körpers
  - Blut: Geburt, Lochialfluss
  - Fruchtwasser
  - Milch beim Stillen

Schlimmer:
- Kälte

Besser:
- Wärme

Postnatale seelische Beschwerden

Geist-Gemüt-Symptome:
Am Abend, wenn die Mutter schlaflos im Bett liegt, kommt ihre Phantasie hervor. Sie hat eine Vielzahl von tollen Ideen, die sie noch erledigen und anpacken möchte. „Wenn ich wieder zu Hause bin, renoviere ich erst mal das Bad und gestalte den Garten neu" usw. Diese Gedanken werden aber leider Luftschlösser bleiben...

Dosierung:
Am Anfang 5-mal täglich eine Gabe D6, später auf 3-mal täglich reduzieren bis sich die Mutter wieder besser fühlt.

Praktische Tipps für die Beratung in der Offizin:
Die Schläfrigkeit und Erschöpfung tagsüber wird durch ein kurzes Nickerchen im Gegensatz zu **Acidum phosphoricum** (siehe dort) nicht gebessert. Hier stehen der Verlust von vitalen Körperflüssigkeiten und die daraus resultierende Erschöpfung und Schwäche im Vordergrund.
China ist ein wichtiges Mittel der Rekonvaleszenz, z.B. auch bei Magen-Darm-Erkrankungen mit großem Flüssigkeitsverlust.

27 Postnatale seelische Beschwerden S

Cimicifuga   Cimicifuga racemosa   Wanzenkraut

Leitsymptome:
- Schwäche des Körpers
- Zerschlagenheitsgefühl
- Verzweiflung, Hysterie, Angstzustände
- Schlaflosigkeit, Ruhelosigkeit
- Wechsel zwischen psychischen und physischen Beschwerden

Folge von:
- hormonellen Veränderungen

Schlimmer:
- nachts
- Kälte

Besser:
- Wärme

Postnatale seelische Beschwerden

Geist-Gemüt-Symptome:
Entweder redselig und überdreht oder sehr ängstlich, missmutig, traurig, niedergeschlagen und pessimistisch.
Empfindungen, „wie durch Drähte" an eine Lebenssituation gefesselt zu sein.
Bindungsängste durch die neue Situation mit dem Neugeborenen. Gefühl „zu fest gebunden" oder „gefangen" zu sein.

Dosierung:
Am Anfang 5-mal täglich eine Gabe D6, später auf 3-mal täglich reduzieren bis sich die Mutter wieder besser fühlt.

Postnatale seelische Beschwerden

Pulsatilla Pulsatilla pratensis Wiesenküchenschelle

Leitsymptome:
- sehr wechselhafte Stimmung, Lachen und Weinen nah zusammen, „Himmelhoch jauchzend – zu Tode betrübt"
- sehr nah am Wasser gebaut
- nachgiebig, sanft, harmoniebedürftig
- braucht Zuspruch, Zuneigung und Trost
- kann nicht alleine sein

Folge von:
- hormonellen Veränderungen

Besser:
- Trost, Zuspruch
- frische Luft

Postnatale seelische Beschwerden

Geist-Gemüt-Symptome:
Die Mutter ist überglücklich über die Geburt des Kindes, mag es gar nicht in andere Hände geben. Sie ist selbst ganz erstaunt über ihre seelische Stimmungslage und ihr häufiges Weinen, da ja alles bestens ist. Sie hat gerne Besuch und ihre Lieben um sich versammelt. Sie zeigt das schöne Bild der „Glucke", der ihre Familie über alles geht.

Dosierung:
Am Anfang 5-mal täglich eine Gabe D6, später auf 3-mal täglich reduzieren bis sich die Mutter wieder besser fühlt.

Postnatale seelische Beschwerden

Sepia   Sepia officinalis   Tintenfisch

Leitsymptome:
- alles ist zu viel
- Gleichgültigkeit und Gefühlsleere gegenüber der Familie
- lehnt ihr Baby ab und hat noch keine Beziehung aufgebaut
- Angst, den Anforderungen des Alltags nicht gewachsen zu sein
- reagiert gereizt und ärgerlich, fühlt sich leicht angegriffen
- Verlangen nach Ruhe und Einsamkeit
- Senkungsbeschwerden nach der Geburt

Folge von:
- hormonellen Veränderungen

Besser:
- kräftige Bewegung, Sport, Tanzen
- Ablenkung

Postnatale seelische Beschwerden

Geist-Gemüt-Symptome:
Das Verlangen nach Ruhe und Einsamkeit den engsten Familienmitgliedern gegenüber ist sehr typisch. Wenn Arbeitskollegen und Bekannte die Mutter nach der Geburt besuchen, sehen sie eine fröhliche, extrovertierte Frau, begeisterte Erzählerin mit Temperament und Esprit.

Dosierung:
Am Anfang 3-mal täglich eine Gabe D12, später auf 2-mal täglich reduzieren bis sich die Mutter wieder besser fühlt.

Praktische Tipps für die Beratung in der Offizin:
Typisch ist hier das Desinteresse am Baby. Die Mutter lehnt das „rooming in" ab und gibt das Kind lieber ins Schwesternzimmer. Das Bedürfnis, das Baby auf den Arm zu nehmen und zu kuscheln fehlt meist.
Die Senkungsbeschwerden werden oft beschrieben als ein „Gefühl, als dränge die Gebärmutter nach unten heraus". **Sepia** wird auch bei einem frischen Gebärmuttervorfall unterstützend eingesetzt.

28 Fragekarte: Rückenschmerzen/Gelenkschmerzen

Rückenschmerzen können auch immer auf vorzeitige Wehen hindeuten.
Dies muss unbedingt abgeklärt werden.

1. Gibt es eine Ursache für die Rückenschmerzen?
- ► Verheben, Überanstrengung .... Rhus toxicodendron
- ► nein .... Aesculus

2. Wo ist der Schmerz lokalisiert?
- ► Lendengegend .... Aesculus
- ► überall, aber vor allem in den überanstrengten
  Körperteilen .... Rhus toxicodendron

3. Was verschlimmert die Beschwerden?
- ► längeres Stehen .... Aesculus
- ► Ruhe und Kälte .... Rhus toxicodendron

4. Was verbessert die Beschwerden?
- ► Wärme .... Rhus toxicodendron
- ► fortgesetzte Bewegung („Warmlaufen") .... Rhus toxicodendron
- ► kühle Luft .... Aesculus

Haverland, Homöopathie 2007, S. 463

Rückenschmerzen

Aesculus — Aesculus hippocastanum — Rosskastanie

Leitsymptome:
- dumpfe, beständige Rückenschmerzen in Kreuzbein- und Hüftgegend
- oft verbunden mit venöser Belastung (Hämorrhoiden, Krampfadern)
- Spannungs- und Schweregefühl der Beine

Schlimmer:
- Stehen (viel schlimmer)
- beim Aufstehen nach dem Sitzen
- Bücken und Gehen

Besser:
- kühle Luft

Rückenschmerzen

Dosierung:
Im akuten Fall stündlich eine Gabe D6. Bei Besserung werden die Abstände verlängert.
Bei länger anhaltenden Beschwerden 3-mal täglich eine Gabe D6 für 3–6 Wochen, dann mindestens 1–2 Wochen Pause. Danach die Einnahme, wenn nötig, wieder aufnehmen.

Praktische Tipps für die Beratung in der Offizin:
Um **Aesculus** zu wählen, muss man sich auf die Schmerzen im Lendenbereich konzentrieren und die venöse Belastung hinterfragen. Die Schmerzen bestehen (im Gegensatz zu **Rhus toxicodendron**) meist schon länger und erfordern eine längere Einnahme bis zur dauerhaften Besserung.

Rückenschmerzen/Gelenkschmerzen

Rhus toxicodendron
Toxicodendron quercifolium   Giftsumach

Leitsymptome:
- Reißen, Ziehen und Steifheit in allen Gliedern
- Ruhelosigkeit, Bewegungsdrang

Folge von:
- Verheben
- Überanstrengung von Muskeln und Sehnen

Schlimmer:
- Ruhe
- Kälte
- anfängliche Bewegung

Besser:
- Wärme
- fortgesetzte Bewegung

Rückenschmerzen/Gelenkschmerzen

Dosierung:
Im akuten Fall stündlich eine Gabe D12. Bei Besserung werden die Abstände verlängert. Bei länger anhaltenden Beschwerden 3-mal täglich eine Gabe D12 für 3–6 Wochen, dann mindestens 1–2 Wochen Pause. Danach die Einnahme, wenn nötig, wieder aufnehmen.

Praktische Tipps für die Beratung in der Offizin:
Typisch ist hier die Morgensteifigkeit nach Bettruhe und die Besserung bei fortgesetzter Bewegung („Warmlaufen" der Gelenke).
Rhus toxicodendron hat sich als Mittel nach oft einseitiger Überanstrengung sehr bewährt. Z.B. bei Müttern, die ihre Kinder immer auf einer Seite tragen und dann Arm- und Schulterschmerzen bekommen.
Bei akutem Verheben (Wickelkinder, beim Hochheben auf die Wickelkommode o.Ä.) empfiehlt sich zunächst eine Gabe **Arnica C30**. Wenn die Beschwerden am nächsten Tag trotzdem noch vorhanden sind, bitte mit **Rhus toxicodendron** weiter machen.

Fragekarte: Schlafstörungen

1. Gibt es eine Ursache für die Schlafstörungen?
- quälende, ängstliche Gedanken .... Cimicifuga
- schreckliche Erlebnisse, Albträume .... Aconitum
- Aufregung vor bevorstehenden Ereignissen .... Coffea
- Schlafmangel, Schichtdienst .... Cocculus
- Kummer, Sorgen .... Cocculus, Ignatia, Cimicifuga

2. Können Kummer und Sorgen besser definiert werden?
- frischer Kummer wegen eines aktuellen Ereignisses .... Ignatia
- Sorgen um die Gesundheit eines Angehörigen, verbunden mit der nächtlichen Pflege .... Cocculus
- Sorgen und Verzweiflung um die Zukunft .... Cimicifuga

3. Einschlafstörungen oder Durchschlafstörungen?
- Einschlafen gut, plötzliches Aufschrecken in der Nacht .... Aconitum
- Einschlafen meist gut, wenn man nachts aufwacht kann man nicht mehr einschlafen, 1000 Gedanken gehen durch den Kopf ..... Coffea
- Einschlafen schlecht .... Cocculus, Ignatia
- allgemein unruhiger Schlaf .... Cimicifuga

Haverland, Homöopathie 2007, S. 469

Schlafstörungen

Aconitum   Aconitum napellus   Blauer Eisenhut

Leitsymptome:
- akute Schlaflosigkeit
- plötzliche Angst, Unruhe
- Aufschrecken aus dem Schlaf
- Albträume

Folge von:
- Angst, Schock
- Aufregung

Schlafstörungen

Geist-Gemüt-Symptome:
Unruhe, Ängstlichkeit, Panik stehen im Vordergrund. Gedanken an vergangene Ereignisse mit Albträumen verbunden. Panikartige Angst vor der Geburt entsteht. Eventuell war die letzte Schwangerschaft mit schrecklichen Erlebnissen verbunden (z.B. Fehlgeburt, Totgeburt, krankes Kind) und die Angst schleicht sich nachts in den Schlaf (siehe auch **Cimicifuga**).

Dosierung:
2-mal täglich eine Gabe D12. Beim nächtlichen Aufwachen, welches nach dem Beginn der **Aconitum**-Einnahme zunächst noch vorkommen kann, bis sich der Körper reguliert hat, kann man zusätzlich eine Gabe D6 zu sich nehmen. Diese kann auch schon gelöst in einem Glas Wasser auf dem Nachttisch bereit stehen. Die Beschwerden sollten nach 1–3 Wochen besser sein.
Wenn die Schlafstörungen nicht regelmäßig sondern nur ab und zu vorkommen, so dass eine regelmäßige Gabe einer D12 Potenz nicht angezeigt ist, kann man auch im akuten Fall in der Nacht einmal eine Gabe C30 geben, um so wieder leichter in den Schlaf zu finden.

Schlafstörungen

Cimicifuga Cimicifuga racemosa Wanzenkraut

Leitsymptome:
- unruhiger, schlechter Schlaf
- Ängstlichkeit
- Verzweiflung

Folge von:
- quälenden, depressiven Gedanken

Schlafstörungen

Geist-Gemüt-Symptome:
Die Patientin ist entweder redselig und überdreht oder sehr ängstlich, missmutig, traurig, niedergeschlagen und pessimistisch.

Dosierung:
2-mal täglich eine Gabe D12. Die Beschwerden sollten nach 1–3 Wochen besser sein.

Praktische Tipps für die Beratung in der Offizin:
Hier stehen die depressive Veranlagung und die Ängstlichkeit im Vordergrund, auch Angst vor der Geburt (siehe auch **Aconitum**, dort aber wesentlich massiver) oder Angst vor dem, was nach der Geburt oder durch die Schwangerschaft alles auf einen zukommen mag (siehe auch **Cimicifuga** bei Stimmungsveränderungen oder postnatalen Beschwerden).

Schlafstörungen

Cocculus   Cocculus indicus   Kockelskörner

Leitsymptome:
- zu müde um schlafen zu können
- nach Pflege von kranken Kindern
- große Erschöpfung, tagsüber müde
- Schwindel und Schwäche

Folge von:
- durchwachten Nächten
- Sorgen um andere

Schlafstörungen

Dosierung:
Im akuten Fall 5-mal täglich eine Gabe D6. Die Besserung sollte nach 1–2 Tagen eintreten, dann kann die Arznei auch wieder abgesetzt werden.

Praktische Tipps für die Beratung in der Offizin:
Cocculus ist auch das Mittel der Wahl bei Schlafstörungen infolge von Jetlag oder Schichtarbeit, also immer dann, wenn der normale Schlaf-Wach-Rhythmus durcheinander gebracht wird. Dann ist es empfehlenswert, die Arznei prophylaktisch einzunehmen, damit es gar nicht erst zu Schlafstörungen kommen kann.
Dosierung in diesem Fall:
Drei Tage vor Reisebeginn oder vor dem Schichtwechsel 2-mal täglich eine Gabe D12.

Schlafstörungen

Coffea   Coffea arabica   Kaffee

Leitsymptome:
- Gedankenflut
- überwacher Geist, kann nicht abschalten und damit nicht einschlafen
- nächtliches Erwachen mit Schwierigkeiten wieder einzuschlafen, verbunden mit vielen Gedanken, die durch den Kopf gehen
- hektisch, überdreht
- ruhelos, nervös

Folge von:
- Aufregung durch bevorstehende Ereignisse
- Aufregung meist freudiger Art, selten unangenehmer Art

Schlafstörungen

Geist-Gemüt-Symptome:
Man fühlt sich wie nach einer „Überdosis" Kaffee. 1000 Gedanken gehen durch den Kopf, man erinnert sich, was man noch alles zu erledigen hat vor dem „freudigen Ereignis" und kommt so gar nicht zur Ruhe und zum dringend benötigten Schlaf.

Dosierung:
2-mal täglich eine Gabe D12. Beim nächtlichen Aufwachen, welches nach dem Beginn der **Coffea**-Einnahme zunächst noch vorkommen kann, bis sich der Körper reguliert hat, kann man zusätzlich eine Gabe D6 zu sich nehmen. Diese kann auch schon gelöst in einem Glas Wasser auf dem Nachttisch bereit stehen. Die Beschwerden sollten nach 1–3 Wochen besser sein.
Wenn die Schlafstörungen nicht regelmäßig sondern nur ab und zu vorkommen, so dass eine regelmäßige Gabe einer D12 Potenz nicht angezeigt ist, kann man auch im akuten Fall in der Nacht einmal eine Gabe C30 geben, um so wieder leichter in den Schlaf zu finden.

Schlafstörungen

Ignatia — Ignatia amara — Ignatiusbohne

Leitsymptome:
- Kloßgefühl im Hals
- unwillkürliches Seufzen
- starke Stimmungsschwankungen
- tagsüber müde – nachts schlaflos
- zusammenzucken während des Schlafes

Folge von:
- Kummer
- Sorgen
- Traurigkeit
- unterdrückten Emotionen

Schlafstörungen

Geist-Gemüt-Symptome:
Die Frauen sind sensibel, nervös, romantisch. Neigen zu Hysterie und Widersprüchen. Sie sind gereizt und schnell gekränkt.
Sehr unruhiger Schlaf, gequält von ängstlichen Träumen, morgens erwacht sie müde und mürrisch.

Dosierung:
2-mal täglich eine Gabe D12. Die Beschwerden sollten nach 1–3 Wochen besser sein.

Praktische Tipps für die Beratung in der Offizin:
Hier ist die Folge von frischem Kummer das arzneiweisende Leitsymptom.
Auch Sorge und (Liebes-)Kummer in der Partnerschaft gehören dazu.

Fragekarte: Schnupfen

1. **Handelt es sich um Fließ- oder Stockschnupfen?**
   - Fließschnupfen .... Allium cepa, Arsenicum album, Euphrasia
   - abwechselnd .... Luffa, Nux vomica, Pulsatilla

2. **Wenn es sich um einen Fließschnupfen handelt, welches Organ ist stärker betroffen, Auge oder Nase?**
   - Nase .... Allium cepa
   - Auge .... Euphrasia
   - beides .... Arsenicum album

3. **Wo fühlt man sich wohler?**
   - an der frischen Luft .... Allium cepa, Pulsatilla, Luffa, Nux vomica
   - im Zimmer .... Arsenicum album

4. **Unterscheidung Luffa, Pulsatilla, Nux vomica:**
   - Luffa .... weiß-gelbes Sekret, Durst
   - Pulsatilla .... gelb-grünes Sekret, kein Durst, abends verstopft
   - Nux vomica .... durchsichtig-weißes Sekret, nachts verstopft

Haverland, Homöopathie 2007, S. 481

30 Schnupfen

Allium cepa
Küchenzwiebel

Leitsymptome:
- Fließschnupfen mit Niesreiz
- milde Tränen
- scharfes, wässriges, wundmachendes Nasensekret
- Druck auf der Stirn

Schlimmer:
- abends
- im warmen Zimmer

Besser:
- an der frischen Luft
- in kühlen Räumen

Schnupfen

Geist-Gemüt-Symptome:
Trägheit, Zerstreutheit, Konzentrationsprobleme sind typische Symptome.
Alle diese Symptome können nebenbei noch auftreten.

Dosierung:
Im akuten Fall stündlich eine Gabe D6. Bei Besserung werden die Abstände verlängert.

Praktische Tipps für die Beratung in der Offizin:
Allium cepa ist meist das erste Mittel der Wahl beim klaren Fließschnupfen. Beachtet werden müssen die auffallende Besserung der Symptome an der frischen, kühlen Luft und das scharfe Nasensekret, welches zu einer wunden, roten, berührungsempfindlichen (z.B. Taschentuch) Nase führt.

Schnupfen

Arsenicum album   Acidum arsenicosum   Weißes Arsenik

Leitsymptome:
- brennendes, wässriges Sekret (Auge und Nase)
- schmerzhaftes Niesen
- eventuell brennender Schmerz in Hals und Kehlkopf
- Frieren, Frösteln
- großer Durst aber nur schluckweises Trinken möglich.

Schlimmer:
- im Freien
- bei Kälte

Besser:
- durch Wärme
- im warmen Zimmer

Haverland, Homöopathie 2007, S. 485

Schnupfen

Geist-Gemüt-Symptome:
Die Patientin ist unruhig und ängstlich, besorgt um ihren Gesundheitszustand. Sie fordert Wärme und Zuneigung und möchte nicht alleine sein.

Dosierung:
Im akuten Fall stündlich eine Gabe D12. Bei Besserung werden die Abstände verlängert.

Praktische Tipps für die Beratung in der Offizin:
Hier ist die Wärmebedürftigkeit sehr auffallend. Die Leitsymptome sind denen von **Allium cepa** sehr ähnlich, der große Unterschied kann erst durch die Modalitäten (hier die Wärmebedürftigkeit) hinterfragt werden.
Bei **Arsenicum album** kann man sich drei Schlagworte merken:
- brennen – Schnupfensymptom
- besorgt – Gemütsymptom
- frösteln – Allgemeinsymptom

Schnupfen

Euphrasia Euphrasia officinalis Augentrost

Leitsymptome:
- starke Bindehautreizung/-entzündung
- scharfe Tränen, geschwollene Augen
- sehr lichtempfindlich mit häufigem Blinzeln
- milder Fließschnupfen mit heftigem Niesreiz

Schlimmer:
- morgens
- beim Lesen

Besser:
- durch Tränenfluss
- im Dunkeln
- Nasensymptome sind im Zimmer besser

Schnupfen

Dosierung:
Im akuten Fall stündlich eine Gabe D6. Bei Besserung werden die Abstände verlängert.

Praktische Tipps für die Beratung in der Offizin:
Euphrasia ist definiert durch die starke Augensymptomatik. Wenn die Symptome passen, ist es ein sehr gutes Mittel bei Heuschnupfen (siehe dort). Auch bei einer akuten Bindehautentzündung, die von schleimigem Sekret begleitet sein kann, ist **Euphrasia** das Mittel der Wahl. Unterstützend kann man hier die passenden Augentropfen empfehlen. Eine Heilung wird aber auch mit der innerlichen Gabe der Globuli allein angeregt.

Schnupfen

Luffa — Luffa operculata — Schwammgurke

Leitsymptome:
- Stockschnupfen abwechselnd mit Fließschnupfen
- dickes, schleimiges Sekret
- Kopfschmerzen und Müdigkeit
- Durst
- Neigung zu Nasennebenhöhlenentzündungen

Schlimmer:
- warme, trockene Zimmerluft

Besser:
- im Freien
- feuchte Luft

Schnupfen

Dosierung:
Im akuten Fall stündlich eine Gabe D6. Bei Besserung werden die Abstände verlängert.

Praktische Tipps für die Beratung in der Offizin:
Luffa hat eine sekretregulierende Wirkung, je nachdem welche Potenz eingesetzt wird:

- **D4** ist angezeigt beim chronischen, trockenen Schnupfen mit Borkenbildung (bei Erwachsenen oft als Folge von dauerhafter Verwendung abschwellender Nasensprays). Hier wird der Sekretfluss gefördert.
- **D6** ist angezeigt wie oben beschrieben.
- **D12** ist das Mittel der Wahl beim klaren Fließschnupfen (Heuschnupfen), um eine Verminderung des Sekretflusses zu erreichen.

Schnupfen

Nux vomica   Strychnos nux vomica   Brechnuss

Leitsymptome:
- verstopfte Nase in der Nacht
- morgens verstärktes Fließen
- häufige Niesanfälle, vor allem in kalter Luft
- Jucken und Kratzen in der Nase
- sehr kälte- und zugempfindlich

Folge von:
- Stress

Schlimmer:
- morgens
- in warmen Räumen

Besser:
- im Freien
- nach kurzem Schlaf

Schnupfen

Geist-Gemüt-Symptome:
Die Patientin ist überempfindlich, hypochondrisch, gestresst. Eine Folge von Überarbeitung und Anspannung.

Dosierung:
Im akuten Fall stündlich eine Gabe D6. Bei Besserung werden die Abstände verlängert.

Praktische Tipps für die Beratung in der Offizin:
In Bezug auf die Wärme- und Kältemodalitäten ist **Nux vomica** etwas widersprüchlich. Obwohl die Patientin sehr kälteempfindlich ist und der Aufenthalt am offenen Fenster Niesanfälle auslöst, fühlt sie sich (warm angezogen) an frischer, kalter Luft wohler als im warmen Raum.

Schnupfen

Pulsatilla   Pulsatilla pratensis   Wiesenküchenschelle

Leitsymptome:
- dicke, gelbgrüne Schleimhautabsonderungen
- Wechsel zwischen Fließ- und Stockschnupfen
- mal das rechte Nasenloch verstopft, dann das linke
- morgens läuft die Nase, abends ist sie verstopft
- wenig Durst

Schlimmer:
- in warmen Räumen

Besser:
- an der frischen Luft

Schnupfen

Geist-Gemüt-Symptome:
Weinerlich, anhänglich, kuschelig. Die Patientin möchte getröstet und umsorgt werden.

Dosierung:
Im akuten Fall stündlich eine Gabe D6. Bei Besserung werden die Abstände verlängert.

Praktische Tipps für die Beratung in der Offizin:
Bei **Pulsatilla** ist die auffallende Besserung an der frischen Luft wichtig. Man bekommt wieder gut Luft und auch alle anderen Symptome sind abgemildert. Sobald aber ein warmer Raum betreten wird, kann sich dies schnell ändern. Hervorzuheben ist auch der ständige Wechsel der Symptome: mal ist die rechte Seite stärker betroffen, mal die linke, mal fließt das Sekret, mal stockt es.

Schwangerschaftsstreifen

Da es sich bei den Schwangerschaftsstreifen nicht um Beschwerden oder eine Erkrankung im eigentlichen Sinne handelt, sondern um eine Bindegewebsschwäche aufgrund eines Mineralstoffmangels, empfiehlt sich hier anstatt der homöopathischen Behandlung der Einsatz von biochemischen Mitteln. Folgende Salze gleichen den Mineralstoffmangel aus:

Calcium fluoratum D12 Schüßler-Salz Nr. 1

Silicea D12 Schüßler-Salz Nr. 11

Schwangerschaftsstreifen

Dosierung:
Von beiden Mineralsalzen 6 Tabletten über den Tag verteilt, üblicherweise nimmt man 3-mal täglich je 2 Tabletten. Die Tabletten im Wasser lösen und schluckweise trinken oder im Mund zergehen lassen. Sie können zusammen genommen werden.

Dazu in Kombination die Salben morgens (**Calcium fluoratum**) und abends (**Silicea**) zur sanften Massage der Bauchdecke oder weiterer betroffener Hautareale (Brust, Oberarme, Oberschenkel, Gesäß). Die Salben eignen sich auch in den letzen Wochen zur Dammmassage.

Die Anwendung der Tabletten und Salben kann über einen längeren Zeitraum erfolgen. Nach 6–8 Wochen empfiehlt sich eine Pause von 1–2 Wochen, um danach die Einnahme fortzuführen. Sinnvoll ist ein vorbeugender Therapiebeginn in der Frühschwangerschaft.

Fragekarte: Sodbrennen

1. Gibt es eine Ursache?
- zu scharfes oder gewürztes Essen .... Capsicum, Nux vomica
- Kaffee .... Nux vomica

2. Wann sind die Beschwerden schlimmer?
- nach dem Essen ... Capsicum (direkt danach), Nux vomica (nach 1–2 Std.)
- abends, nachts .... Iris, Robinia
- Morgens .... Nux vomica

3. Wann sind die Beschwerden besser?
- am Abend .... Nux vomica
- nach Blähungsabgang .... Robinia
- während des Essens .... Capsicum
- durch Bewegung .... Iris

4. Begleitsymptome?
- brennende Schmerzen (v.a. hinter dem Brustbein) .... Capsicum
- Blähungen .... Robinia
- starker Speichelfluß .... Iris

Haverland, Homöopathie 2007, S. 497

32 Sodbrennen

Capsicum   Capsicum annuum   Cayenne-Pfeffer

Leitsymptome:
- häufiges Aufstoßen
- schlechter Mundgeruch
- brennende Schmerzen im Magen und hinter dem Brustbein
- brennendes Gefühl im Hals bis hinauf in den Mund
- brennende Zunge
- großer Durst

Folge von:
- scharfem Essen

Schlimmer:
- nach dem Essen

Besser:
- während des Essens

Haverland, Homöopathie 2007, S. 499

Sodbrennen

Dosierung:
Im akuten Fall alle 15–30 min eine Gabe D6. Bei Besserung die Abstände verlängern bis zur Beschwerdefreiheit.

Praktische Tipps für die Beratung in der Offizin:
Weitere Symptome sind ein allgemeines Kältegefühl (im Gegensatz zum Brennen im Magen-Mund Bereich) und daher auch das Verlangen nach Wärme.

Sodbrennen

Iris — Iris versicolor — Schwertlilie

Leitsymptome:
- heftiges Sodbrennen
- saures Erbrechen
- starker Speichelfluss
- periodisch auftretende plötzliche, anfallsartige Beschwerden

Schlimmer:
- abends, nachts
- durch Ruhe

Besser:
- Bewegung

Sodbrennen

Dosierung:
Im akuten Fall alle 15–30 min eine Gabe D6. Bei Besserung die Abstände verlängern bis zur Beschwerdefreiheit.

Praktische Tipps für die Beratung in der Offizin:
Auffallend ist hier die Verschlimmerung durch Ruhe. Periodische Beschwerden bedeutet, dass sie immer wieder zur gleichen Zeit/Uhrzeit oder in regelmäßigem Abstand wiederkehren.
Weitere begleitende Symptome können Blähungskoliken oder migräneartige Kopfschmerzen sein.

Sodbrennen

Nux vomica — Strychnos nux vomica — Brechnuss

Leitsymptome:
- (krampfartige) Magenschmerzen mit Sodbrennen
- bitteres, saures Aufstoßen 1 bis 2 Stunden nach dem Essen

Folge von:
- zu reichlichem, zu hastigem Essen
- zu stark gewürztem Essen (obwohl Verlangen danach)
- Genussmittel (Kaffee)

Schlimmer:
- nach dem Essen (1–2 Stunden danach)
- morgens
- Ärger und Sorgen

Besser:
- am Abend
- nach kurzem Schlaf

Haverland, Homöopathie 2007, S. 503

Sodbrennen

Geist-Gemüt-Symptome:
Überempfindlich, nervös, gereizt, im Stress, immer in Hetze sind typische Hinweise.

Dosierung:
Im akuten Fall alle 15–30 min eine Gabe D6. Bei Besserung die Abstände verlängern bis zur Beschwerdefreiheit.

Praktische Tipps für die Beratung in der Offizin:
Ein Verlangen nach Wärme ist ein weiteres Symptom für **Nux vomica**.
Die Beschwerden stehen oft im Zusammenhang mit sitzender Tätigkeit oder beruflicher Überlastung (Stressmittel).
Mittel der Wahl, wenn in der Schwangerschaft der „geliebte" Kaffee nicht mehr vertragen wird und die Schwangere trotzdem nicht darauf verzichten kann.
Fettes Essen wird auffallender Weise meistens gut vertragen.

Sodbrennen

Robinia
Robinia pseudoacacia Falsche Akazie

Leitsymptome:
- übermäßige Säureproduktion
- saures Aufstoßen und saures Erbrechen mit dem Gefühl, „als seien die Zähne stumpf"
- Brennen bis in die Speiseröhre
- Blähungskoliken

Schlimmer:
- Essen (vor allem fetthaltige Speisen)
- nachts

Besser:
- nach Blähungsabgang

Sodbrennen

Dosierung:
Im akuten Fall alle 15–30 min eine Gabe D6. Bei Besserung die Abstände verlängern bis zur Beschwerdefreiheit.

Praktische Tipps für die Beratung in der Offizin:
Trotz der genannten, sehr spezifischen Symptome, ist Robinia auch dann das Mittel der Wahl für schwangerschaftsbedingtes Sodbrennen, wenn die Schwangere keine besonderen Leitsymptome und Modalitäten schildern kann.

33 Fragekarte: Stimmungsveränderung in der Schwangerschaft S

1. Grundstimmung?
- traurig, depressiv .... Cimicifuga
- gereizt, ärgerlich .... Sepia
- launisch, ständiger Wechsel von Lachen und Weinen .... Pulsatilla

2. Gibt es (außer der Schwangerschaft) eine Ursache für die Stimmungsveränderung?
- überfordert, alles wird zu viel .... Sepia
- Angst vor den Veränderungen .... Cimicifuga
- traurige Schwangerschaftserlebnisse in der Vergangenheit ...... Cimicifuga

3. Wann fühlt sich die Schwangere besser?
- Ruhe, Einsamkeit .... Sepia
- Trost, Zuwendung .... Pulsatilla
- selten besser .... Cimicifuga
- Ablenkung und kräftige Bewegung (Sport) .... Sepia
- Spazierengehen an der frischen Luft .... Pulsatilla

Haverland, Homöopathie 2007, S. 507

Stimmungsveränderung in der Schwangerschaft

Cimicifuga — Cimicifuga racemosa — Wanzenkraut

Leitsymptome Seele:
- traurig, niedergeschlagen, depressiv
- viele Ängste (auch vor der Geburt)
- Bindungsängste durch die neue Situation der Schwangerschaft
- denkt oft an schreckliche Erinnerung an eine frühere schwere Geburt oder Fehlgeburt
- wechselnde Stimmung, manchmal redselig, geschwätzig, überdreht, dann wieder traurig, missmutig, pessimistisch

Leitsymptome Körper:
- Viele organische Beschwerden in der Frühschwangerschaft:
  - Übelkeit, Erbrechen
  - Schlafstörungen
  - Nackenschmerzen, HWS-Schmerzen

Haverland, Homöopathie 2007, S. 509

Stimmungsveränderung in der Schwangerschaft

Dosierung:
2-mal täglich eine Gabe D12. Dies kann über einen Zeitraum von 3–6 Wochen gegeben werden. Wenn die Schwangere sich besser fühlt, sollten die Globuli abgesetzt werden (kann auch schon nach einer Woche sein) und bei Bedarf wieder eingenommen werden.

Praktische Tipps für die Beratung in der Offizin:
Falls die Schwangere neben den seelischen Beschwerden auch unter körperlichen leidet, die aber nach einer Woche mit der **Cimicifuga**-Gabe nicht merklich besser geworden sind, kann man in den Indikationen noch eine passende Arznei heraussuchen und diese im akuten Fall auch mit der Gabe von **Cimicifuga** kombinieren.

Stimmungsveränderung in der Schwangerschaft

Pulsatilla   Pulsatilla pratensis   Wiesenküchenschelle

Leitsymptome Seele:
- sehr wechselhafte Stimmung, Lachen und Weinen nah zusammen, „Himmelhoch jauchzend – zu Tode betrübt"
- sehr nah am Wasser gebaut
- nachgiebig, sanft, harmoniesüchtig
- braucht Zuspruch, Zuneigung und Trost
- kann nicht alleine sein (Angst, verlassen zu werden)

Leitsymptome Körper:
- Verdauungsprobleme
- venöse Beschwerden

Besser:
- an der frischen Luft
- leichte Bewegung

Haverland, Homöopathie 2007, S. 511

Stimmungsveränderung in der Schwangerschaft

Dosierung:
2-mal täglich eine Gabe D12. Dies kann über einen Zeitraum von 3–6 Wochen gegeben werden. Wenn die Schwangere sich besser fühlt, sollten die Globuli abgesetzt werden (kann auch schon nach einer Woche sein) und bei Bedarf wieder eingenommen werden.

Praktische Tipps für die Beratung in der Offizin:
Pulsatilla ist ein wichtiges Mittel für die Schwangerschaft, auch im Bereich der Geburtsvorbereitung, Wochenbett usw. Viele Frauen werden durch ihre Schwangerschaft zu „**Pulsatilla**-Frauen" und müssen mit ihrer veränderten Stimmungslage erst einmal zurecht kommen. Hier kann **Pulsatilla** in der Frühschwangerschaft gut helfen. Selbstverständlich kann man es bei akuten Beschwerden (Morgenübelkeit etc.), auch mit anderen homöopathischen Arzneien kombinieren, die passender für die akute Symptomatik sind.

Stimmungsveränderung in der Schwangerschaft

Sepia   Sepia officinalis   Tintenfisch

Leitsymptome Seele:
- alles ist zu viel
- Gleichgültigkeit und Gefühlsleere gegen die Familie und Pflichten
- Angst, den Anforderungen des Alltags nicht gewachsen zu sein
- reagiert gereizt und ärgerlich, fühlt sich leicht angegriffen
- Verlangen nach Ruhe und Einsamkeit

Leitsymptome Körper:
- Morgenübelkeit
- Verstopfung
- Senkungsbeschwerden (nicht nur in der Schwangerschaft)

Besser:
- kräftige Bewegung, Sport, Tanzen
- Ablenkung

Haverland, Homöopathie 2007, S. 513

Stimmungsveränderung in der Schwangerschaft

Dosierung:
2-mal täglich eine Gabe D12. Dies kann über einen Zeitraum von 3–6 Wochen gegeben werden. Wenn die Schwangere sich besser fühlt, sollten die Globuli abgesetzt werden (kann auch schon nach einer Woche sein) und bei Bedarf wieder eingenommen werden.

Praktische Tipps für die Beratung in der Offizin:
Bei Morgenübelkeit und Verstopfung bitte unter der jeweiligen Indikation die **Sepia**-Karte heraussuchen und mit den Leitsymptomen und Modalitäten der Schwangeren vergleichen. Wenn es nicht passen sollte, gibt es auch die Möglichkeit, eine andere, treffendere Arznei herauszusuchen und diese im akuten Fall mit der Gabe von **Sepia** zu kombinieren, wenn dieses hauptsächlich auf Grund seiner „Seelen"-Symptome ausgewählt wurde.

Verstopfung

Nux vomica
Strychnos nux vomica — Brechnuss

Leitsymptome:
- krampfartige Verstopfung
- vergeblicher Stuhldrang mit ungenügender Entleerung
- begleitet oft von Übelkeit/Erbrechen
- Stuhl ist kleinkugelig, hart und dunkel

Folge von:
- schwerem, reichlichem Essen
- Ärger
- Reise

Verstopfung

Geist-Gemüt-Symptome:
Nervös, reizbar, überempfindlich, wärmebedürftig.

Dosierung:
Die ersten Tage 5-mal täglich eine Gabe D6, wenn sich dann der Stuhlgang reguliert hat nur noch 2-mal täglich für eine Woche, dann absetzen. Falls es wieder zu Verstopfung kommen sollte, wieder mit der 2-mal täglichen Gabe beginnen und zwischendurch immer mal wieder absetzen.

Praktische Tipps für die Beratung in der Offizin:
Verstopfung auf Reisen (ungewohntes Essen, andere Lebensumstände) ist immer eine Indikation für **Nux vomica**, egal ob schwanger oder nicht.
Man hat nach der Stuhlentleerung immer das Gefühl, man könnte schon wieder auf Toilette, weil der Stuhldrang immer noch vorhanden ist. „Gefühl, nicht fertig zu sein" (siehe auch **Lycopodium**).

34 Fragekarte: Verstopfung

1. Stuhldrang?
- ► kein Stuhldrang .... Opium, Bryonia
- ► wenig Stuhldrang .... Sepia
- ► vergeblicher Stuhldrang .... Nux vomica, Lycopodium

2. Ursache?
- ► Operation, Entbindung .... Opium
- ► Ärger .... Bryonia, Nux vomica
- ► Urlaubsreise .... Lycopodium, Nux vomica
- ► schweres Essen .... Nux vomica

3. Aussehen des Stuhls?
- ► kleinkugelig, hart, dunkel .... Nux vomica
- ► groß, hart, dunkel, mit Schleim .... Sepia
- ► wie Schafkot (klein, hart, dunkel) .... Opium
- ► hart, trocken, großvolumig .... Bryonia

4. Weitere Symptome?
- ► begleitet von Blähungen .... Lycopodium
- ► begleitet von Krämpfen .... Nux vomica
- ► stechende Schmerzen, großer Durst .... Bryonia

Haverland, Homöopathie 2007, S. 515

Fragekarte: Verstopfung

Ein weiteres Mittel gegen Verstopfung in der Schwangerschaft in Verbindung mit Hämorrhoiden ist **Collinsonia** (siehe unter Hämorrhoiden)

Haverland, Homöopathie 2007, S. 516

Verstopfung

Bryonia
Bryonia dioica   Zaunrübe

Leitsymptome:
- kein Stuhldrang
- harter, trockener, meist großvolumiger Stuhl
- großer Durst auf kalte Flüssigkeit
- plötzliche, heftige, stechende Schmerzen im Darm

Folge von:
- Ärger

Schlimmer:
- durch jegliche Bewegung

Besser:
- Druck (Zusammenkrümmen beim stechenden Schmerz)

Verstopfung

Geist-Gemüt-Symptome:
Gereizt, man will seine Ruhe haben.

Dosierung:
Die ersten Tage 5-mal täglich eine Gabe D6, wenn sich dann der Stuhlgang reguliert hat, nur noch 2-mal täglich für eine Woche, dann absetzen. Falls es wieder zu Verstopfung kommen sollte, wieder mit der 2-mal täglichen Gabe beginnen und zwischendurch immer mal wieder absetzen.

Praktische Tipps für die Beratung in der Offizin:
Die Trockenheit der Schleimhäute und des ganzen Körpers ist hier das große Hauptsymptom. Man fühlt sich wie ausgedörrt und hat großen Durst. Der Stuhl sieht aus „wie verbrannt".

Verstopfung

Lycopodium — Lycopodium clavatum — Bärlapp

Leitsymptome:
- vergeblicher Stuhldrang
- mangelnde Verdauungskraft, evtl. Leberfunktionsstörungen
- Blähungen und Bauchkoliken
- viele Darmgeräusche
- Heißhunger mit schnellem Völlegefühl

Folge von:
- Reise (fremde Toilette)

Schlimmer:
- beengende Kleidung

Verstopfung

Dosierung:
Die ersten Tage 5-mal täglich eine Gabe D6, wenn sich dann der Stuhlgang reguliert hat, nur noch 2-mal täglich für eine Woche, dann absetzen. Falls es wieder zu Verstopfung kommen sollte, wieder mit der 2-mal täglichen Gabe beginnen und zwischendurch immer mal wieder absetzen.

Praktische Tipps für die Beratung in der Offizin:
Wie bei **Nux vomica** besteht auch bei **Lycopodium** das „Gefühl, es bliebe noch viel zurück". Unterschied sind die schnelle Sättigung nach Heißhunger, Verlangen nach Süßigkeiten und der Bezug zu Blähungen, die bei **Nux vomica** fehlen. Beschwerden in Bezug zur Mahlzeit treten meist unmittelbar auf, im Gegensatz zu **Nux vomica** (1–2 Stunden nach dem Essen).
Auch Reiseobstipation ist eine Indikation; ausgelöst durch Schwierigkeiten bei der Benutzung fremder Toiletten.

Verstopfung

Opium Papaver somniferum Milchsaft des Schlafmohns

Leitsymptome:
- lähmungsartige Verstopfung
- tagelang kein Stuhldrang
- Untätigkeit des Darms
- kleiner, knotiger Stuhl, wie Schafkot

Folge von:
- Operation, Entbindung
- Schreck, Schock

Verstopfung

Dosierung:
3-mal täglich eine Gabe D12 bis zur Stuhlregulierung, dann absetzen.

Praktische Tipps für die Beratung in der Offizin:
Das Mittel der Wahl bei Verstopfung im Wochenbett.
Weitere Symptome können ein aufgetriebener Leib mit Blähungen und Koliken sein.

Verstopfung

Sepia — Sepia officinalis — Tintenfisch

Leitsymptome:
- wenig Stuhldrang
- Gefühl einer Kugel im Rektum
- großer, harter, dunkler Stuhl, mit Schleim verklebt

Schlimmer:
- Kälte

Besser:
- durch Bewegung
- körperliche Anstrengung
- frische Luft

Haverland, Homöopathie 2007, S. 525

Verstopfung

Geist-Gemüt-Symptome:
Müdigkeit, Erschöpfung, Gereiztheit, das Gefühl, alles ist zu viel stehen im Vordergrund.

Dosierung:
Die ersten Tage 5-mal täglich eine Gabe D12, wenn sich dann der Stuhlgang reguliert hat nur noch 2-mal täglich für eine Woche, dann absetzen. Falls es wieder zu Verstopfung kommen sollte, wieder mit der 2-mal täglichen Gabe beginnen und zwischendurch immer mal wieder absetzen.

Praktische Tipps für die Beratung in der Offizin:
Vielleicht kann die Schwangere auch folgende Symptome berichten, die typisch für **Sepia** sind: „Sie hat das Gefühl, als dränge alles nach unten, als dränge der Mastdarm beim Pressen heraus".
Begleitend können auch Hämorrhoiden, Kopfschmerzen und Blähungen auftreten.

35 Fragekarte: Wundheilung im Wochenbett

Ein Thema, bei dem meist prophylaktische Beratung gefragt ist. Die Mutter selbst sucht selten in der Apotheke akute Hilfe, eventuell nur über dritte.

1. Um welche Beschwerden handelt es sich?
- ▶ Wundschmerz .... Arnica, Bellis
- ▶ Nervenschmerz .... Hypericum
- ▶ muskelkaterähnlicher Schmerz .... Rhus toxicodendron

2. Ursache des Schmerzes?
- ▶ Schnitt (Kaiser-, Dammschnitt) .... Arnica, Staphisagria, Hypericum
- ▶ lange, anstrengende, schmerzhafte Geburt ..... Bellis, Rhus toxicodendron

3. Wo ist der Schmerz hauptsächlich lokalisiert?
- ▶ Gebärmutter .... Bellis
- ▶ Unterleib .... Arnica, Hypericum
- ▶ Gelenke .... Rhus toxicodendron

Haverland, Homöopathie 2007, S. 527

Fragekarte: Wundheilung im Wochenbett

Vorschlag für eine Beratung in der Apotheke zum Thema Wundheilung:

- **Arnica D6:**
  - drei Tage vor dem Geburtstermin 3-mal täglich
  - am Tag der Geburt stündlich
  - bis zu 3–5 Tage nach der Geburt 3-mal täglich

- **Bellis D6** (bei spontaner Geburt):
  - am Tag der Geburt stündlich im Wechsel mit **Arnica**
  - weitere 1–2 Tage 3-mal täglich im Wechsel mit **Arnica**

- **Staphisagria D6** (bei Kaiserschnitt, Dammschnitt):
  - am Tag der Geburt stündlich im Wechsel mit **Arnica** und wenn nötig auch mit **Bellis**

- **Hypericum** und **Rhus toxicodendron** nur im Bedarfsfall. Diese beiden Mittel in der Beratung mit ihren Einsatzmöglichkeiten vorstellen.
  Hypericum kann auch noch Tage nach der Geburt hilfreich angewendet werden.

Haverland, Homöopathie 2007, S. 528

35 Wundheilung im Wochenbett

Arnica   Arnica montana   Bergwohlverleih

Leitsymptome:
- Wundschmerz, Zerschlagenheitsgefühl
- Wundheilungsstörungen, Nachblutungen
- Schmerzen in Bauchmuskeln und Unterleib

Folge von:
- Dammschnitt, Dammriss
- Zangengeburt, Vakuumextraktion
- Kaiserschnitt

Schlimmer:
- hartes Bett
- Berührung

Wundheilung im Wochenbett

Dosierung:
Am Tag der Geburt stündlich eine Gabe D6. Danach 3-mal täglich weiter für 3–5 Tage (je nach Schmerzen und Beschwerden).

Praktische Tipps für die Beratung in der Offizin:
Arnica, das wichtige Verletzungsmittel, empfiehlt sich auch schon drei Tage vor dem Geburtstermin 3-mal täglich einzunehmen. Die Wundheilung ist maximal gefördert, der Wundschmerz und die Blutung sind meistens deutlich verringert. Die prophylaktische Gabe ist bei einer „Termingeburt" wie Kaiserschnitt, Geburtseinleitung einfach durchzuführen, schwieriger ist es bei einer spontanen Geburt. Hier sollte zumindest die akute Gabe empfohlen werden.

35 Wundheilung im Wochenbett

Bellis   Bellis perennis   Gänseblümchen

Leitsymptome:
- Wundschmerzen in der Gebärmutter
- man fühlt sich wund, wie geprellt oder gequetscht
- Verletzung von tieferem Gewebe

Folge von:
- spontaner Geburt
- lange dauernder Geburt

Wundheilung im Wochenbett

Dosierung:
Am Tag der Geburt stündlich im Wechsel mit **Arnica** eine Gabe D6. Am nächsten Tag weiter in Kombination mit **Arnica**, drei Gaben D6. Meist kann die Gabe von **Bellis** dann eingestellt werden und eine Fortführung mit **Arnica** reicht aus.

Praktische Tipps für die Beratung in der Offizin:
Bellis wird auch „das **Arnica** der Geburtshilfe" genannt. **Bellis** wird eingesetzt bei Wunden oder Hämatomen, die durch einen länger währenden Druck auf eine Stelle zustande kommen. Vergleichbar mit der Geburt eines Kindes, wenn der Geburtskanal und die Gebärmutter lange und mit gehörigem Druck belastet werden. Die daraus resultierenden Schmerzen und eventuellen Gewebsverletzungen werden dann mit **Bellis** behandelt. Bei geplanten Kaiserschnitt-Geburten ist es meist nicht angezeigt. Oft aber wieder bei Notkaiserschnitten, weil denen meist ein langer Geburtsverlauf vorangeht.

Wundheilung im Wochenbett

Hypericum
Hypericum perforatum   Johanniskraut

Leitsymptome:
- ziehende, schießende Schmerzen
- Nervenschmerzen nach Verletzungen
- Taubheitsgefühl und Missempfinden

Folge von:
- tiefen Schnitten mit Verletzung von Nervengewebe
- Kaiserschnitt
- Dammschnitt, -riss

Schlimmer:
- Berührung
- Erschütterung
- Kälte

Wundheilung im Wochenbett

Dosierung:
Akut 5-mal täglich eine Gabe D6, nach 2–3 Tagen auf 3-mal täglich eine Gabe reduzieren bis sich die Beschwerden bessern.

Praktische Tipps für die Beratung in der Offizin:
Vor allem im Bereich der Narbe von Kaiserschnitt und Dammschnitt klagt die Mutter oft über ein taubes Gefühl und absolutes Missempfinden: „als ob die Stelle gar nicht zu meinem Körper gehört". Hier kann mit **Hypericum** geholfen werden. Genauso gut wirkt **Hypericum** auch beim akuten Nervenschmerz. Wenn mit **Bellis** oder **Arnica** nach 1–2 Tagen keine deutliche Schmerzreduzierung eintritt, sollte man unbedingt an die Gabe von **Hypericum** denken.

Wundheilung im Wochenbett

Rhus toxicodendron
Toxicodendron quercifolium   Giftsumach

Leitsymptome:
- Muskelkater nach der Geburt
- Gelenke schmerzen
- Unruhe, ständig in Bewegung

Folge von:
- Überanstrengung der gesamten Muskulatur bei der Entbindung

Schlimmer:
- in der Ruhe
- anfängliche Bewegung
- Kälte

Besser:
- fortgesetzte Bewegung
- Wärme

Wundheilung im Wochenbett

Dosierung:
Am ersten Tag 5-mal täglich eine Gabe D12. Am zweiten Tag auf 3-mal täglich reduzieren, dann sollten die Hauptsymptome abgeklungen sein.

Praktische Tipps für die Beratung in der Offizin:
Rhus toxicodendron ist ein wichtiges Mittel bei Muskelschmerz nach Überanstrengung (gilt natürlich auch für Muskelkater, der **nicht** als Folge einer Geburt entstanden ist). Wichtig sind die Besserung durch Wärme und die Verschlimmerung in der Ruhe. Dies erklärt auch die totale Unruhe der Betroffenen. Sie weiß genau, wenn sie ruhig liegen bleibt, werden die erneuten Bewegungen nach der Ruhephase erst einmal zur Qual. Wenn sich der Körper aber wieder „warm bewegt" hat, lassen die Bewegungsschmerzen nach.

35 Wundheilung im Wochenbett

Staphisagria   Delphinium staphisagria   Stephanskraut

Leitsymptome:
- Schnittverletzungen
- Schnittwunden

Folge von:
- Kaiserschnitt
- Dammschnitt

Wundheilung im Wochenbett

Dosierung:
Am Tag der Operation stündlich eine Gabe D6 im Wechsel mit Arnica.
Wenn es sich allerdings um eine Patientin handelt, bei der vielleicht schon
Arnica und Bellis angezeigt sind, wird sie sich schwer tun, nun auch noch
Staphisagria zu nehmen. Hier empfiehlt sich die einmalige Gabe von
Staphisagria C30 (siehe auch Beratungskarte Wundheilung).

Praktische Tipps für die Beratung in der Offizin:
Staphisagria ist ein wichtiges Mittel bei allen Schnittverletzungen. Es fördert
die Wundheilung und den komplikationslosen Verlauf der Heilung.

36 Fragekarte: Zahnfleischentzündung

1. Wie ist der Status der Beschwerden?
- akut, starke Schmerzen ....Apis, Belladonna
- weniger akut, öfter Probleme ....Mercurius solubilis, Silicea

Abgrenzung der akuten Mittel:

2. Wie sieht das Zahnfleisch aus?
- knallrot ....Belladonna
- glasig, hellrot ....Apis

3. Wie ist die Schmerzcharakteristik?
- pochend, klopfend, brennend ....Belladonna
- stechend, brennend ....Apis

4. Was erscheint angenehmer: warme oder kalte Getränke?
- warme ....Belladonna
- kalte ....Apis

Haverland, Homöopathie 2007, S. 539

Fragekarte: Zahnfleischentzündung

Abgrenzung der weniger akuten Mittel:

4. Wie sieht das Zahnfleisch aus?
- ▶ schwammig, geschwürig .... Mercurius solubilis
- ▶ Zahnfleischschwund .... Silicea

5. Weitere Besonderheiten?
- ▶ Neigung zu Fistel- und Aphthenbildung .... Mercurius solubilis, Silicea
- ▶ Mundgeruch .... Mercurius solubilis
- ▶ starker Speichelfluss .... Mercurius solubilis
- ▶ belegte Zunge mit Zahneindrücken .... Mercurius solubilis

6. Erfährt man eine Besserung durch warme Getränke?
- ▶ ja .... Silicea
- ▶ nein .... Mercurius solubilis

Zahnfleischentzündung

Apis — Apis mellifica — Honigbiene

Leitsymptome:
- akute Entzündung des Zahnfleisches
- glasig hellrote Schwellung
- stechende, brennende Schmerzen
- durstlos

Schlimmer:
- warme Getränke

Besser:
- kalte Getränke

Zahnfleischentzündung

Dosierung:
Im akuten Fall stündlich eine Gabe D6. Bei Besserung werden die Abstände verlängert.

Praktische Tipps für die Beratung in der Offizin:
Die Abgrenzung zu **Belladonna** ist eindeutig anhand der Modalitäten (Kälte – Wärme) und der Farbe des Zahnfleisches (hellrot – knallrot) vorzunehmen.

Zahnfleischentzündung

Belladonna Atropa belladonna Tollkirsche

Leitsymptome:
- akute, knallrote Entzündung des Zahnfleisches
- rote Schwellung
- plötzliche, heftige, brennende, pochende Schmerzen
- trockene Schleimhäute
- durstlos

Schlimmer:
- kalte Getränke

Besser:
- warme Getränke

Zahnfleischentzündung

Dosierung:
Im akuten Fall stündlich eine Gabe D6. Bei Besserung werden die Abstände verlängert.

Praktische Tipps für die Beratung in der Offizin:
Die Abgrenzung zu **Apis** ist eindeutig anhand der Modalitäten (Kälte – Wärme) und der Farbe des Zahnfleisches (hellrot – knallrot) vorzunehmen.

Zahnfleischentzündung

Mercurius solubilis
Mischung aus Mercurioamidonitrat mit Quecksilber und Mercurooxid

Leitsymptome:
- Zahnfleisch geschwollen, schwammig, geschwürig und leicht blutend
- starker Speichelfluss
- widerlicher Mundgeruch und Metallgeschmack im Mund
- Zahneindrücke am Zungenrand
- belegte Zunge

Folge von:
- Schwangerschaft

Schlimmer:
- nachts
- Kälte und Wärme

Besser:
- Ruhe

Haverland, Homöopathie 2007, S. 545

Zahnfleischentzündung

Dosierung:
Im akuten Fall 2–3-mal täglich eine Gabe D12. Bei Besserung werden die Abstände verlängert.

Praktische Tipps für die Beratung in der Offizin:
Zahnfleischentzündung eventuell in Kombination mit Aphthen, die vor allem erst in der Schwangerschaft auftreten, sind eine Indikation für **Mercurius solubilis**. Auffallend bei **Mercurius solubilis** sind der unangenehme Mundgeruch und die Neigung zu nächtlichem Kopfschweiß sowie der Zustand der Zunge, die am Rand Zahneindrücke aufweist oder schmutzig-gelbweiß belegt ist. Im Gegensatz zu **Silicea** bessern warme Getränke nicht.

Zahnfleischentzündung

Silicea Acidum silicicum Kieselsäure

Leitsymptome:
- häufig entzündetes Zahnfleisch
- Zahnfleischschwund
- Fisteln mit dünnflüssigem Sekret

Schlimmer:
- Kälte
- kalte Getränke

Besser:
- Wärme
- warme Getränke

Zahnfleischentzündung

Geist-Gemüt-Symptome:
Patientin ist sehr kälteempfindlich und schnell erschöpft.

Dosierung:
Im akuten Fall 2–3-mal täglich eine Gabe D12. Bei Besserung werden die Abstände verlängert.

Praktische Tipps für die Beratung in der Offizin:
Silicea ist geeignet bei chronischer Entzündungsneigung des Zahnfleisches verbunden mit einer allgemeinen Erkältungsneigung der Patientin. Die Patientin hat häufig mit eitrigen Fisteln zu tun, die nach Öffnung nur sehr schwer heilen.

37 Fragekarte: Zahnschmerzen

Die homöopathischen Arzneien können keinen Zahnarztbesuch ersetzen, sind aber für eine schnelle, vorübergehende, gut verträgliche Schmerzlinderung bestens geeignet.

1. Wie ist der Schmerz?
- ▶ plötzlich, pochend, klopfend .... Belladonna
- ▶ akut und unerträglich .... Chamomilla
- ▶ stechender Nervenschmerz .... Coffea, Magnesium phosphoricum

2. Was verschlimmert die Schmerzen?
- ▶ Wärme .... Chamomilla, Coffea
- ▶ Kälte .... Magnesium phosphoricum
- ▶ Berührung .... Magnesium phosphoricum, Belladonna
- ▶ Erschütterung, Bewegung .... Belladonna

3. Weitere Begleiterscheinungen?
- ▶ betroffene Wange rot und heiß, die andere blass .... Chamomilla
- ▶ entzündetes Zahnfleisch .... Belladonna
- ▶ Unruhe .... Coffea
- ▶ besser bei Wärme und Druck .... Magnesium phosphoricum

Haverland, Homöopathie 2007, S. 549

37 Zahnschmerzen

Belladonna   Atropa belladonna   Tollkirsche

Leitsymptome:
- plötzliche, heftige Schmerzen
- Schmerzen sind pochend und klopfend, strahlen zu den Ohren aus
- sehr empfindlich auf Druck und Berührung
- Zahnfleisch häufig entzündet und geschwollen

Schlimmer:
- Erschütterung, Bewegung, Berührung
- abends und nachts
- flaches Liegen

Besser:
- Ruhe
- halbaufrechte Lage

Zahnschmerzen

Dosierung:
Im akuten Fall alle 15–30 min eine Gabe D6. Bei Besserung werden die Abstände verlängert.

Praktische Tipps für die Beratung in der Offizin:
Hier steht die Schmerzcharakteristik im Vordergrund, verbunden mit der Heftigkeit der Symptome.

37 Zahnschmerzen

Chamomilla — Matricaria chamomilla — Kamille

Leitsymptome:
- unerträgliche, starke Schmerzen
- nur die betroffene Seite ist rot, heiß, geschwollen, die andere Backe oft blass.
- Schmerzen mit Taubheitsgefühl

Schlimmer:
- Wärme
- in der Nacht
- Ärger und Aufregung

Besser:
- Kälte, kalte Anwendungen

Zahnschmerzen

Geist-Gemüt-Symptome:
Wütend, ungehalten, aggressiv. Eine große Unruhe erfasst die Patientin, in der Nacht wirft sie sich von einer Seite zur anderen. Sie hat wirklich das Gefühl, sie kann den Schmerz nicht mehr aushalten.

Dosierung:
Im akuten Fall alle 15–30 min eine Gabe D6. Bei Besserung werden die Abstände verlängert.

Praktische Tipps für die Beratung in der Offizin:
Bei **Chamomilla** geben die Geist-Gemüt-Symptome einen wichtigen Hinweis, um die Arznei als die passende zu wählen. Man kann der Patientin nichts recht machen, sie möchte nur, dass die Schmerzen endlich aufhören.

Zahnschmerzen

Coffea — Coffea arabica — Kaffee

Leitsymptome:
- Nervenschmerz mit sehr empfindlichen Zähnen
- stechende, zuckende Zahnschmerzen
- Schmerzen, die plötzlich kommen und gehen
- große Unruhe und Schlaflosigkeit

Schlimmer:
- nachts
- Wärme, warmes Essen und Trinken

Besser:
- Kälte, kalte Anwendungen

Zahnschmerzen

Geist-Gemüt-Symptome:
Man kommt nicht zur Ruhe, fühlt sich „wie aufgedreht". Die Schmerzen erscheinen wie „elektrische Schläge".

Dosierung:
Im akuten Fall alle 15–30 min eine Gabe D6. Bei Besserung werden die Abstände verlängert.

Praktische Tipps für die Beratung in der Offizin:
Ähnlich wie bei **Chamomilla** zeigt sich auch bei **Coffea** die Verbesserung durch kalte Anwendungen (z.B. Lutschen von Eiswürfeln). Die Schmerzcharakteristik und vor allem die Geist-Gemüt-Symptome unterscheiden sich jedoch eindeutig. Bei **Coffea** steht der Nervenschmerz im Vordergrund, bei **Chamomilla** ist es die akute Entzündungssymptomatik.
Eine ähnliche Schmerzcharakteristik wie bei **Coffea** findet man bei **Magnesium phosphoricum**. Diese beiden unterscheiden sich aber deutlich in der Verbesserungsmodalität:
- Wärme bessert **Magnesium phosphoricum**
- Kälte bessert **Coffea**

Zahnschmerzen

Magnesium phosphoricum

Magnesiumphosphat

Leitsymptome:
- blitzartiger, einschießender Nervenschmerz
- stechende, reißende Schmerzen
- überempfindlich auf Kälte und kalte Luft

Schlimmer:
- Kälte
- Berührung
- Essen und Trinken

Besser:
- Wärme
- warme Getränke

Zahnschmerzen

Dosierung:
Im akuten Fall halbstündlich eine Gabe D12. Bei Besserung werden die Abstände verlängert.

Praktische Tipps für die Beratung in der Offizin:
Auffallend bei **Magnesium phosphoricum** ist die Besserung der Schmerzsymptome in der Wärme und bei festem Druck. Das Kauen oder Beißen eines festen Gegenstandes lindert die Schmerzen (vgl. Beißring beim zahnenden Baby).

Literatur

Boerike, W. (2002): Homöopathische Mittel und ihre Wirkungen. 7. Aufl., Wissenschaftlicher Autorenverlag, Leer

Deutsche Homöopathie-Union (2003): Homöopathie in der täglichen Praxis, Schwangerschaft und Geburtshilfe. Deutsche Homöopathie-Union, Karlsruhe

Deutsche Homöopathie-Union (2006): Remedia Homoeopathica. 11. Aufl., Deutsche Homöopathie-Union, Karlsruhe

Eisele, M., Friese, K.-H., Notter, G., Schlumpberger, A. (2006): Homöopathie für die Kitteltasche, 3. Aufl., Deutscher Apotheker Verlag, Stuttgart

Feichtinger, T., Mandl, E., Niedan-Feichtinger, S. (2003): Handbuch der Biochemie nach Dr. Schüßler. 3.Aufl., Haug Verlag, Stuttgart

Gothe, A., Drinnenberg J. (2005): Homöopathische Leit-Bilder. Haug Verlag, Stuttgart

Mezger, J. (1995): Gesichtete homöopathische Arzneimittellehre. 11. Aufl., Haug Verlag, Stuttgart

Müller-Frahling, M., Kasperzik, B. (2007): Biochemie nach Dr. Schüßler, 2. Aufl., Deutscher Apotheker Verlag, Stuttgart

Odermatt, C., Hartmann, S., Ernst, B. (2004): Homöopathie-Arzneimittelbilder. K2-Verlag, CH-Schaffhausen

Literatur

Sommer, S. (2005): Homöopathie (GU-Kompass). 9. Aufl., Gräfe und Unzer Verlag, München

Sommer, S. (2005): Homöopathie für Kinder (GU-Kompass), 5. Aufl., Gräfe und Unzer Verlag, München

Sommer, S. (2005): Homöopathie in der Schwangerschaft (GU-Kompass). Gräfe und Unzer Verlag, München

Wiesenauer, M. (2004): Homöopathie für Ärzte und Apotheker. Deutscher Apotheker Verlag, Stuttgart

Wiesenauer, M. (2005): Homöopathie Quickfinder. 4. Aufl., Gräfe und Unzer Verlag, München

Eigene Notizen

Eigene Notizen

Eigene Notizen

Eigene Notizen

Eigene Notizen

Eigene Notizen

Eigene Notizen

Eigene Notizen

Eigene Notizen

Eigene Notizen

Eigene Notizen

Eigene Notizen

Eigene Notizen

Eigene Notizen

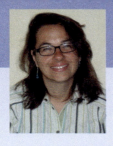

Daniela Haverland

Ausbildung zur PTA und erste Berufserfahrung in einer homöopathischen Apotheke. Studium der Pharmazie in Würzburg, Approbation 1995, anschließend Tätigkeit in der öffentlichen Apotheke. Homöopathische Ausbildung bei der Österreichischen Gesellschaft für homöopathische Medizin (ÖGHM) in Baden bei Wien (1997–1998). Weiterbildung zur Fachapothekerin für Offizinpharmazie (1999). Seit 2004 Referentin für Homöopathie und Biochemie bei der DHU und für die Apothekerkammern Hamburg und Schleswig-Holstein, außerdem in Ausbildung zur Heilpraktikerin.

Daniela Haverland

Homöopathie für Schwangere, Stillende und Kinder

Karteikarten für die Beratung und zum Lernen

Alles im Kasten

Schwangere, Stillende und Kinder bedürfen besonderer Beratung – auch in der Homöopathie. Doch wie wählt man aus der Vielzahl der Mittel und Potenzen das geeignete aus? Und wie prägt man es sich am besten ein?
Das neue Karteisystem bietet die Lösung:

- Einfach: Alphabetisch geordnet nach Anwendungsgebieten und ohne spezielle Vorkenntnisse zu handhaben.
- Schnell: Spezielle Fragekarten leiten im Ausschlussverfahren zum richtigen Mittel.
- Umfassend: Eine Karte zu jeder Arznei informiert über Dosierung, Anwendung und Besonderheiten.

Ob als Neueinsteiger oder als Profi, ob zum Lernen oder in der Beratung – hier ziehen Sie immer die richtige Karte.

Deutscher Apotheker Verlag Stuttgart